Travail du Laboratoire de l'Hôpital Saint-Joseph

ICONOGRAPHIE TOPOGRAPHIQUE DE L'OREILLE

CHEZ LE NOUVEAU-NÉ

PAR

Le Dr Paul DELOBEL

EX-INTERNE DES HOPITAUX DE LILLE
INTERNE DU SERVICE OTO-RHINO-LARYNGOLOGIQUE DE L'HOPITAL SAINT-JOSEPH DE PARIS
LAURÉAT DE LA FACULTÉ LIBRE DE LILLE (1899-1901)
MEMBRE DE LA SOCIÉTÉ ANATOMO-CLINIQUE

LIBRAIRIE MÉDICALE ET SCIENTIFIQUE
JULES ROUSSET
PARIS — 1, Rue Casimir Delavigne et 12, Rue Monsieur le Prince. — PARIS
Anciennement 36, Rue Serpente
(EN FACE LA FACULTÉ DE MÉDECINE)

1903

Travail du Laboratoire de l'Hôpital Saint-Joseph

ICONOGRAPHIE TOPOGRAPHIQUE DE L'OREILLE

CHEZ LE NOUVEAU-NÉ

PAR

Le Dr Paul DELOBEL

EX-INTERNE DES HOPITAUX DE LILLE
INTERNE DU SERVICE OTO-RHINO-LARYNGOLOGIQUE DE L'HOPITAL SAINT-JOSEPH DE PARIS
LAURÉAT DE LA FACULTÉ LIBRE DE LILLE (1899-1901)
MEMBRE DE LA SOCIÉTÉ ANATOMO-CLINIQUE

LIBRAIRIE MÉDICALE ET SCIENTIFIQUE
JULES ROUSSET
PARIS — 1, Rue Casimir Delavigne et 12, Rue Monsieur le Prince. — PARIS
Anciennement 36, Rue Serpente
(EN FACE LA FACULTÉ DE MÉDECINE)

1903

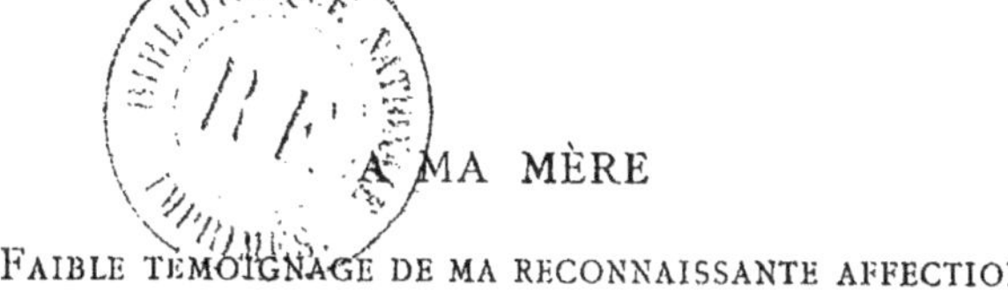

A MA MÈRE

FAIBLE TÉMOIGNAGE DE MA RECONNAISSANTE AFFECTION

A LA MÉMOIRE DE MON PÈRE

A MES SŒURS

A MES GRANDS'PARENTS

A MES AMIS

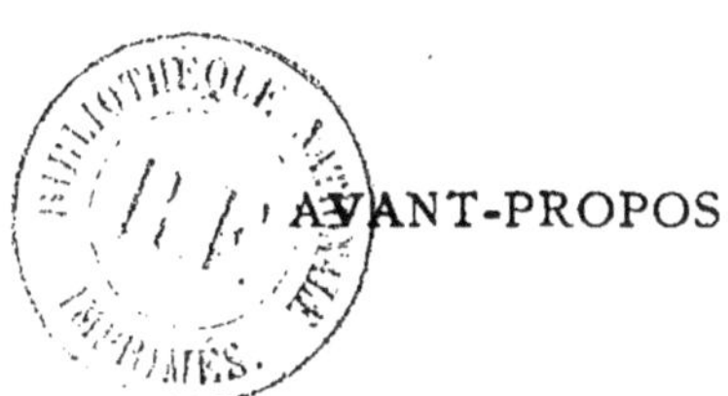

AVANT-PROPOS

De ce travail, le titre résume à lui seul le but qu'il se propose : apporter un document modeste, mais précis à l'histoire si intéressante et si complexe de l'anatomie de l'oreille.

Pour bien se pénétrer de sa topographie, pour bien saisir les connexions qui unissent ses divers éléments entre eux et avec les organes du voisinage, nulle méthode ne nous a paru mieux appropriée que celle des coupes en série, suivant des méridiens du crâne différents.

Le nouveau-né a été choisi comme sujet d'étude dans le but d'obtenir des préparations aussi maniables que possible. D'ailleurs, sauf quelques particularités bien indiquées par Courtade (1) et résultant d'une ossification très incomplète de la portion osseuse du conduit, ainsi que d'une obliquité moindre de la paroi interne de la caisse, la

1. Courtade. *Anatomie topographique comparée de l'oreille moyenne chez le nouveau-né et chez l'adulte.* — (Annales des maladies de l'oreille, 1893 page 682.)

topographie de l'oreille du nouveau-né ne diffère pas sensiblement de celle de l'adulte.

Dans chacune des séries débitées, les préparations ont été soigneusement sélectionnées, de façon à en extraire une chaîne anatomique continue qui, pour chaque oreille analysée, montre l'évolution topographique respective des éléments qui la composent.

Ce sont les reproductions photographiques des préparations qui nous ont semblé démonstratives que nous offrons au lecteur : la fidélité de ce procédé physique sera le meilleur garant de leur exactitude.

Nous nous garderons bien, au cours de ce travail, de longues considérations sur les divers points bien connus de la structure de l'oreille. Les travaux des anatomistes français et étrangers, les publications descriptives et iconographiques des écoles otologiques de Vienne, de Halle, de Leipzig sur l'anatomie, l'embryologie et l'histologie de l'appareil auditif constituent un monument scientifique auquel nous ne pouvons que désirer apporter une modeste contribution personnelle.

Notre but est simplement d'exposer la série de nos coupes microscopiques, dans l'ordre où elles se sont présentées sur le couteau du microtome, en les interprétant et en faisant ressortir au besoin les détails d'anatomie qui, pour chacune d'elles, pourront nous paraître intéressants.

Après nous être orienté spécialement, à la fin

de nos études, vers cette branche de la pathologie qui a trait aux affections des voies respiratoires supérieures et de l'oreille, nous estimerons avoir fait œuvre utile d'otologiste si nous avons pu contribuer à vulgariser l'anatomie d'un organe qui nous intéresse particulièrement.

Pour mener à bien ce travail, nous avons eu besoin de concours bienveillants et c'est pour nous une obligation très douce que d'exprimer notre reconnaissance à ceux qui, à des titres divers, ont bien voulu nous aider de leurs compétences spéciales.

Nos remerciements iront d'abord à notre maître, le docteur Henri Chatellier. C'est lui qui nous a inspiré l'idée de cette étude et l'a soutenue des précieux conseils de sa haute autorité en matière d'histologie.

Cette marque d'intérêt est pour nous le couronnement des nombreux témoignages de confiance et d'amitié qu'il nous a donnés pendant notre internat dans son service oto-rhino-laryngologique de l'hôpital Saint-Joseph. Nous en garderons toujours un précieux souvenir et ces deux années compteront parmi les meilleures de nos études.

En recourant au docteur Ovide Benoit, successeur de notre maître au laboratoire d'histologie de la Faculté, pour diriger la reproduction microphotographique de nos préparations, nous avons bénéficié, en quelque sorte, d'une tradition d'amicale bienveillance. Ce n'est pas manquer à la modestie d'auteur que de lui dire à quel point l'intérêt de ce travail se trouvait lié à l'habileté de sa technique et combien le résultat a dépassé toutes nos espérances.

Le docteur Lorrain a bien voulu, avec une aménité parfaite, mettre à notre disposition toutes les ressources de son laboratoire pour la mise au point de ce travail : nous l'en remercions très vivement.

Nous sommes heureux, enfin, d'apporter un témoignage de profonde gratitude à ceux qui furent nos maîtres pendant nos années d'études passées à la Faculté libre de Lille.

Pendant notre année d'internat dans le service du professeur Duret, nous avons été à même d'apprécier les brillantes leçons du maître et l'habileté du chirurgien.

Celle que nous avons passée auprès du professeur Desplats nous a fait comprendre toute la valeur d'une méthode d'observation clinique pénétrante et sagace : ce bienfait d'une éducation médicale solide est d'ailleurs l'un des moindres titres qu'il s'est acquis à notre gratitude.

Pour ne pas manquer aux devoirs de la reconnaissance, nous devrions nommer ici tous nos maîtres de Lille : nos remerciements s'adresseront plus particulièrement aux professeurs Voituriez, assistant de clinique chirurgicale; et Derville, assistant de clinique médicale qui, pendant les deux années d'internat que nous avons passées dans leurs services, nous ont prodigué les marques du plus bienveillant intérêt.

Nous devons aussi un souvenir tout spécial au professeur Delassus dont l'enseignement captivant savait se doubler de l'attrait d'une bienveillante amitié, et au professeur Lavrand qui a bien voulu nous ouvrir les portes de son dispensaire et nous favoriser la pratique des examens spéciaux de la gorge et du nez.

En terminant, nous avons à cœur de remercier M. le docteur P. Poirier, professeur d'anatomie à la Faculté de médecine de Paris, du grand honneur qu'il a bien voulu nous faire en acceptant la présidence de cette thèse.

TECHNIQUE

Avant d'examiner le détail de nos préparations, nous croyons utile de résumer brièvement les diverses phases de la technique employée pour les obtenir.

Étant donné le grand nombre de coupes à examiner, nous avions cru pouvoir simplifier les manipulations en recourant au procédé de la coloration en masse par le carmin picriqué de Ort. Nous avons obtenu ainsi une pénétration suffisamment homogène de la masse à examiner : toutefois, à cause du volume des cubes à débiter, la coloration n'a pas été assez intense pour subir l'épreuve de la microphotographie et toutes les coupes ainsi obtenues ont du être colorées à nouveau une à une par les méthodes ordinaires.

Aussi ce procédé nous paraît-il devoir être réservé aux cas où l'on désirerait faire une sélection parmi les coupes à conserver, la pénétration de la matière colorante étant suffisante pour permettre au microscope une orientation et un examen sommaire de la préparation, et pour renseigner à peu près sur les modifications qui surviennent à mesure que progresse la série des coupes. Il suffit d'étaler celles-ci sur une lame de verre au fur et à mesure de leur débit, et de les porter directement sur la platine du microscope.

Comme il ne s'agit que d'un travail d'orientation, on n'emploie guère que de faibles grossissements (objectif n° 0 ou 1) : dans ce cas, les bulles d'air et d'eau qui recouvrent le champ de l'image ne sont guère gênantes et l'on peut se dispenser de toute déshydratation ou inclusion.

§ I. — **Technique employée.**

Les opérations nécessaires pour arriver à bonne fin peuvent se grouper sous quatre phases successives : nous les décrivons telles qu'elles ont été exécutées.

1° *Fixation.* — Les pièces recueillies aussi fraîches que possible et débitées de façon à circonscrire dans le temporal toute la région à étudier, ont été conservées pendant quelques jours dans la solution de formol à 4 o/o, puis lavées à l'eau courante de façon à les débarrasser des dernières traces de formol qui auraient pu nuire à la coloration. La fixation et le durcissement des parties molles ont été complétés par l'immersion pendant quelques jours dans l'alcool, d'abord à 70°, puis à 90°. Enfin, nouveau lavage à l'eau courante destiné à éviter tout mélange d'alcool avec le liquide décalcificateur.

2° *Décalcification.* — C'est le temps délicat : le liquide employé a été celui de Meyer dont voici la formule : « On verse dans 200 centimètres cubes d'une solution saturée d'acide picrique, quatre centimètres cubes d'acide chlorhydrique pur : il se produit un précipité abondant. Une heure après, on filtre ce mélange et on étend le produit de cette filtration dans 600 centimètres cubes d'eau distillée ».

Une exploration prudente des éléments osseux à l'aide d'une pointe d'acier permet de se rendre compte des progrès de la décalcification : ici, comme nous avions affaire à des temporaux presque complètement ossifiés, nous avons cru bon d'ajouter quelques gouttes d'acide chlorhydrique pur : le liquide a été renouvelé plusieurs fois et il a suffi de 15 jours pour obtenir une décalcification complète sans altération des éléments.

A ce moment, nouveau lavage des blocs osseux pendant plusieurs heures à l'eau courante de façon à entraîner les acides : puis immersion pendant plusieurs jours dans l'alcool successivement à 70°, puis à 90° jusqu'à ce que cet alcool ayant dissous tout l'acide picrique, ne prenne plus la coloration jaune. Enfin, alcool absolu pendant 48 heures.

3° *Inclusion.* — Bien que la paraffine, par les les rubans continus qu'elle permet d'obtenir, soit la matière de choix pour l'étude des coupes en série, la dimension des fragments à inclure nous a forcé à y renoncer.

Les cubes à étudier ont été d'abord plongés dans une solution de collodion faible (solution de celloïdine sèche à 5 p. 100 dans l'alcool-éther) : il faut avoir soin de tenir les flacons hermétiquement bouchés pour éviter la solidification du collodion et assurer une pénétration bien homogène.

L'inclusion a été terminée dans le collodion fort (solution de celloïdine à 15 p. 100 dans l'alcool-éther) : il a fallu une dizaine de jours pour donner aux blocs une consistance suffisante.

Pour éviter une dessication trop rapide et la production de fissures il est bon de maintenir pendant tout ce temps les boîtes en carton dans un mélange d'eau et d'alcool à parties égales qui affleure environ le quart de leur hauteur.

4° *Coloration.* — Les coupes, débités au microtome de Jung, ont subi la double coloration par l'hématoxyline et le picro-carmin. L'hématoxyline colore en bleu les éléments conjonctifs et surtout met bien en évidence les membranes de l'oreille moyenne et interne : le picro-carmin met surtout en relief les éléments osseux.

Pour être susceptibles d'une reproduction photographique, les coupes ont dû, après coloration, être débarrassées de leur collodion. Celui-ci se dissocie assez facilement sous l'influence de l'alcool-éther et de l'essence de girofles. Mais ce temps est très délicat : il faut verser l'essence de girofles goutte à goutte et très doucement en se rendant bien compte de la façon dont la préparation s'éclaircit, sous peine de dissocier complètement les éléments membraneux et même de voir entraîner des parties importantes, telles que des osselets.

Une fois éclaircies, les coupes ont été deshydratées une dernière fois à l'alcool absolu et montées au baume du Canada au xylol.

§ II. **Coloration en masse.**

Ce procédé sera indiqué pour mémoire... Après avoir subi la décalcification comme précédemment, les pièces ont été durcies et fixées à l'alcool, puis lavées pour être hydratées.

Elles ont été ensuite plongées pendant 4 jours dans le carmin de Ort dont voici la formule :

Carmin.	2 gr. 50
Solution saturée de carbonate de lithine. . .	97 gr. 5

Dissoudre et faire filtrer.

De là, sans aucun lavage, elles ont passé 4 jours dans un bain d'alcool picriqué, ainsi composé :

Eau distillée	21 cm.c.
Alcool absolu.	49 cm.c.
Solution aqueuse d'acide picrique saturée. . .	30 cm.c.
Acide chlolydrique pur.	5 cm.c.

A ce moment, elles ont été lavées à l'eau courante, puis passées dans les différents alcools, collodion faible, collodion fort, etc..., comme précédemment.

INTRODUCTION

Pour prendre une notion exacte des rapports topographiques respectifs des divers éléments de l'oreille, il était nécessaire d'envisager celle-ci dans des plans différents.

Il nous a paru suffisant de l'analyser suivant trois méridiens du crâne et nous avons successivement débité en coupes parallèles trois temporaux de la façon suivante, après les avoir orientés dans les mors du microtome :

le premier (coupes de la série A) suivant le méridien horizontal et transversal du crâne.

le second (coupes de la série B) suivant le méridien vertical et transversal.

le troisième (coupes de la série C) suivant le méridien vertical et sagittal.

Les coupes ont une épaisseur moyenne d'un vingtième de millimètre. La section du cube d'inclusion qui intéressait l'oreille offrant une surface moyenne de près de seize centimètres carrés, il n'a pas été possible d'obtenir de coupes plus minces.

Il a été coloré et examiné une coupe sur deux : celles-ci ont été numérotées à partir du point où la lame du microtome commençait à intéresser la région de l'oreille.

Les deux fœtus dont elles proviennent étaient à terme et en présentaient tous les caractères.

Le même crâne nous a servi pour les coupes des deux premières séries (horizontales et vertico-transversales). Ce fœtus n'a respiré que quelques minutes après sa naissance : c'est probablement par ce fait qu'on peut expliquer la présence en plusieurs points des cavités de l'oreille moyenne, de masses de tissu muqueux fœtal non encore résorbées.

PREMIÈRE PARTIE

Coupes de l'oreille pratiquées suivant le méridien transversal du crâne et dans la direction du plan horizontal. (Série A).

Les coupes de la série A intéressent le temporal droit d'un fœtus à terme ayant respiré quelques minutes.

Elles ont été pratiquées suivant le méridien *transversal* du crâne et dans la direction du plan *horizontal.*

Leur plan est sensiblement perpendiculaire à celui de la surface extérieure de l'os temporal, au niveau du méat auditif.

Ces coupes ont été numérotées de *bas en haut* suivant le mode que nous venons d'indiquer plus haut.

Il est bien entendu que les termes : en avant, en arrière, en bas, en haut, employés dans l'interprétation des figures, le sont dans le sens des descriptions anatomiques ordinaires : c'est-à-dire qu'ils doivent être compris par rapport à l'axe du corps du fœtus examiné.

Fig. 1. — Série A. — *Préparat. N°13.*

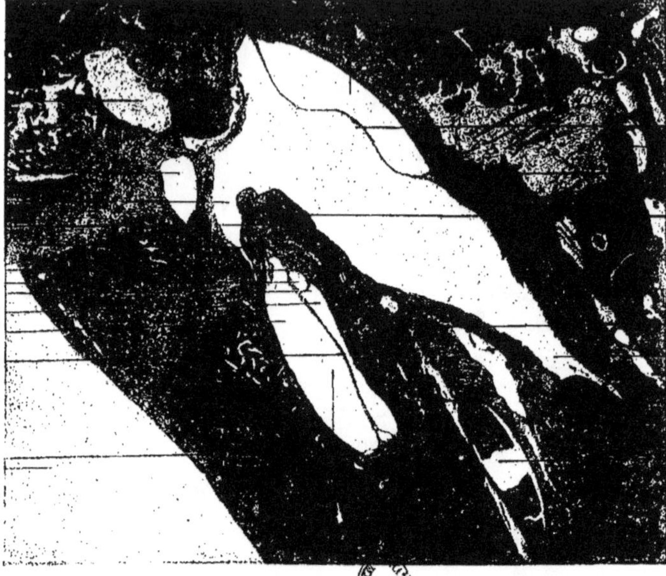

Microphoto Ovide Richard.

L. I. Premier tour de spire du limaçon avec :
R. T. Rampe tympanique.
R. V. Rampe vestibulaire.
M. R. Membrane de Reissner.
C. C. Canal cochléaire.
LI. S. Ligament spirale.
F. C. Fosse cérébelleuse de la cavité crânienne.
T. S. R. Tissu spongieux du rocher.
N. J. Filet du nerf de Jacobson cheminant sur la face labyrinthique de la caisse.
N. F. R. Niche osseuse de la fenêtre ronde.
C. S. C. P. Section du canal semi-circulaire postérieur.
T. M. F. Tissu muqueux fœtal non encore résorbé.
C. C'. Blocs cartilagineux non encore ossifiés dans le massif du facial.
VII 3. Section transversale du facial dans la troisième portion verticalement descendante de l'aqueduc de Fallope.
C. d. T. Corde du tympan dans le canal postérieur de la corde
C' d' T'. Corde dans son canal antérieur.
C. O. T. C' O' T'. Cadre osseux tympanique sectionné aux deux extrémités d'un même diamètre.
C. A. E. Conduit auditif externe.
P. Lobules glandulaires de la parotide.
V. T. S. Vaisseaux temporaux superficiels.
M. T. Membrane tympanique.
PR. Saillie osseuse du promontoire.
A. M. M. Artère méningée moyenne.
F. C. N. V. Filet carotidien du nerf vidien.
V. I. Section du nerf maxillaire supérieur au sortir du trou grand rond.
P. T. Prolongement tubaire de la caisse.
T. E. Orifice tympanique de la trompe d'Eustache.
C. C. Canal carotidien.

Cette coupe a été menée horizontalement dans la direction qui vient d'être indiquée, la lame du microtome ayant mordu la surface crânienne au bord du lobule du pavillon de l'oreille.

Disons tout de suite, pour faciliter l'orientation, que F C représente la cavité de la fosse cérébrale inférieure ou *fosse cérebelleuse.*

Etant donnée la situation du rocher qui est intermédiaire à la fosse temporale en avant et à la fosse cérébelleuse en arrière, on se rendra compte facilement que, la série des coupes devant progresser de *bas en haut*, on doive voir la fosse cérébelleuse s'effacer en arrière, à mesure que la fosse temporale se creusera en avant.

L.I représente la section du *premier tour de spire du limaçon.* Si l'on veut bien se rappeler que le grand axe du limaçon est à peu près perpendiculaire à celui du rocher, c'est-à-dire obliquement dirigé d'arrière en avant et de dedans en dehors, on comprendra qu'une section du rocher dirigée suivant le plan horizontal puisse intéresser un tour de spire dans une bonne partie de sa longueur. Ici le premier tour de spire a été sectionné dans la courbe qu'il décrit autour de la columelle, et en dehors d'elle, sans que cette columelle ait été elle-même touchée.

C'est pour cette raison que, sur la présente figure, la disposition intérieure du limaçon diffère de celle des schémas anatomiques ordinaires qui représentent la plupart du temps une section perpendiculaire à la direction du tour de spire examiné, et passant par l'axe de la columelle.

Cette réserve faite, on y aperçoit avec la plus grande netteté ses divers éléments constitutifs; en L. S. la section de la *lame spirale* séparant la *rampe tympanique* (R. T.) de la *rampe vestibulaire* (R. V.).

Aux deux extrémités de cette rampe vestibulaire, la *membrane de Reissner* (M. R.) intéressée obliquement, délimite le *canal cochléaire* (C. C.).

Aux deux extrémités de l'insertion de la lame spirale sur la paroi interne de la lame des contours, se voit l'épaississement connu sous le nom de *ligament spiral.*(LIS.).

Un peu en avant de la saillie osseuse que le *Promontoire* (PR.), détermine sur la paroi interne de la caisse, on voit en N. J. la section d'un des filets du *nerf de Jacobson* qui cheminent à la face profonde de la muqueuse de cette paroi labyrinthique. N. F. R. représente l'ébauche de la *niche osseuse de la fenêtre ronde.*

C. S. C. P. une section du *canal semi-circulaire postérieur.*

T. M. F. une masse de *tissu muqueux fœtal* non encore résorbé (nous rappelons que le nouveau-né qui a fait l'objet de cette étude n'a respiré que quelques minutes).

Dans les figures suivantes, nous verrons ce tissu muqueux, alors en communication directe avec la caisse, se résorber progressivement.

C. C' C" sont des *blocs cartilagineux*, non encore ossifiés, dans le massif du facial.

VII 3 est la section transversale du tronc du *facial* dans la dernière portion, verticalement descendante, de l'aqueduc de Fallope.

Entre le facial et la paroi de la caisse se trouve la *corde du tympan* (C. d. T.) sectionnée dans le canal postérieur de la corde, au voisinage du massif osseux du facial.

En C' D' T' nous retrouvons la corde à sa sortie de la caisse, dans son canal osseux antérieur d'où elle se dirige vers l'os sphenoïde et le nerf lingual.

Nous croyons devoir rappeler que la corde du tympan représente dans son ensemble une anastomose arciforme tendue entre le tronc du facial et celui du lingual, et que le sommet de la convexité de cet arc se trouve situé dans la caisse du tympan.

Voici résumé d'après Poirier (1) le trajet de la corde :

« La corde du tympan naît de la portion mastoïdienne du facial intra-crânien à 4 millimètres environ au-dessus du trou stylo-mastoïdien. Elle se porte en haut et en avant dans un canal particulier : le canal postérieur de la corde qui l'amène dans la caisse du tympan où elle débouche par un petit orifice qui affecte la forme d'une fente verticale et qui est situé sur la paroi postérieure de la caisse, immédiatement en dehors de la base de la pyramide. — Dans la caisse du tympan, la corde est appliquée contre la paroi externe de celle-ci ; décrivant une courbe régulière à concavité inférieure, elle passe en dehors de la branche verticale de l'enclume, en dedans du manche du marteau qu'elle croise dans le voisinage de sa base, un peu au-dessus de l'insertion du muscle interne du marteau. La corde du tympan est en contact immédiat avec le marteau, et est appliquée sur lui par la muqueuse de la caisse qui la sépare de la cavité de l'oreille moyenne. La corde sort de la caisse du tympan par un conduit spécial, le canal antérieur de la corde, situé au-dessus de la scissure de Glaser pour aller se jeter dans le lingual. »

Au voisinage de la corde du tympan se voit C'. O'. T'. la section du *cadre osseux tympanique* intéressé d'autre part en C. O. T., à l'autre extrémité du même diamètre.

C. A. E. représente une section oblique du *conduit auditif externe* dans sa portion antéro-inférieure ; M. T. la membrane tympanique ; P. les lobules glandulaires de la *parotide* parmi lesquels cheminent les vaisseaux temporaux superficiels (V. T. S.) et séparés des organes sous-jacents par le *tissu cellulaire sous-parotidien* (T. C. S. P.).

Au voisinage de la *méningée moyenne* (A. M. M.), on voit la section très oblique du tronc du *nerf maxillaire supérieur* (V. I.), un peu après son émergence du trou grand rond.

P. T. représente le *prolongement antérieur, tubaire, de la caisse ;* T. E. l'embouchure tympanique de la *trompe d'Eustache*, non encore ossifiée...

Remarquons avec quelle netteté cette figure nous montre les rapports de la région antéro-inférieure de la caisse avec les organes qui l'environnent. Le *conduit osseux du muscle interne du marteau* (C. M. M.), la *trompe d'Eustache* (T. E.), le *canal carotidien* (C. C.) y cheminent à des hauteurs différentes dans des directions à peu près parallèles à celle du prolongement tubaire de la caisse.

La trompe d'Eustache et le canal osseux de la carotide interne sont séparés l'un de l'autre par un tissu cellulo-fibreux très dense (T. F. C.).

La section oblique de la carotide interne montre à son intérieur un gros caillot sanguin : dans la région antéro-supérieure du canal carotidien, on voit en F. C. N. V. un des *filets carotidiens du nerf vidien*.

Nous rappelons que le nerf vidien qui va se jeter dans le ganglion de Meckel procède, anatomiquement et physiologiquement, d'une triple origine. Sa racine sensitive est constituée par le grand nerf pétreux profond ; sa racine motrice par le grand nerf pétreux superficiel et sa racine sympathique par les filets sympathiques du plexus carotidien.

C'est cette dernière racine qui se trouve sectionnée ici.

(1) Cf. Poirier. *Traité d'anatomie humaine*, t. III, p. 847.

Ici le *premier tour de spire du limaçon* (L. 1 L' 1) est intéressé en deux endroits.

La section qui se trouve à la partie inférieure de la figure (L' 1), perpendiculaire à la direction de ce premier tour, montre avec une netteté quasi schématique ses divers éléments constitutifs : la *rampe tympanique* (R. T.) et la *rampe vestibulaire* (R. V.) séparées par la *lame spirale*; le *canal cochléaire* (C. C.) séparé de la *rampe vestibulaire* par la *membrane de Reissner* (M. R.), s'insérant au *ligament spiral* (LI. S.).

La section antérieure de ce même premier tour (L. 1) est légèrement oblique par rapport à son axe : nous y voyons apparaître un nouvel et très intéressant élément de l'oreille : c'est la *membrane de la fenêtre ronde* (F. R.) qui sépare, comme on le sait, la caisse de la *rampe tympanique* (R. T.) du limaçon.

Cette membrane est elle-même située au fond de la *niche osseuse de la fenêtre ronde* (N. F. R.) qui se trouve assez profondément en retrait de la saillie du *promontoire* (PR.).

G. S. L. représente la *gouttière que le sinus latéral* se creuse à la face postérieure du rocher, dans le trajet obliquement descendant qui unit son coude de la région mastoïdienne au golfe de la jugulaire.

La paroi labyrinthique de la *niche osseuse de la fenêtre ronde* (N. F. R.) est séparée par une mince coque osseuse de l'extrémité ampullaire du *canal semi-circulaire postérieure* (C. S. C. P.) dont on voit très bien les *espaces endolymphatiques* (E. E.) et les *espaces périlymphatiques* (E. P.).

Le bloc de *tissu muqueux* (T. M. F.) de l'angle postéro-supérieur de la caisse fait partie maintenant de la grande cavité tympanique.

En C. C' C'', nous retrouvons les *blocs cartilagineux*, non encore ossifiés du massif du facial.

VII 3 représente le *facial* dans sa troisième portion intracrânienne, verticalement descendante, avec, V. S. M. les *vaisseaux stylo-mastoïdiens* qui lui sont accolés dans l'aqueduc de Fallope.

C. d. T. *Corde du tympan* dans le canal postérieur de la corde.

C' d' T' Même corde du tympan dans son canal osseux antérieur, à sa sortie de la caisse du tympan.

P. *Glande parotide* séparée des parties sous-jacentes par le tissu cellulaire sous-parotidien (T. C. S. P.).

T. sp. *Artère temporale superficielle.*

M. T. *Membrane tympanique* dont l'ombilic commence à s'esquisser.

N. J. Un des filets du *nerf de Jacobson* obliquement sectionné dans son trajet sur la paroi labyrinthique de la caisse.

A. M. M. *Méningée moyenne.*

C. M. M. *Conduit osseux du muscle interne du marteau.*

P. T. *Prolongement antérieur, tubaire, de la caisse,*

L. 2. *Deuxième tour de spire du limaçon*, sectionné très tangentiellement à la paroi de la lame des contours qui lui sert de voûte : au milieu se voit la *lame spirale.*

C. C. *Canal carotidien* avec : T. C. F. tissu cellulo-fibreux très dense unissant la gaine du vaisseau à la paroi osseuse du canal.

Fig. 2. — SÉRIE A. — *Préparat. N° 16.*

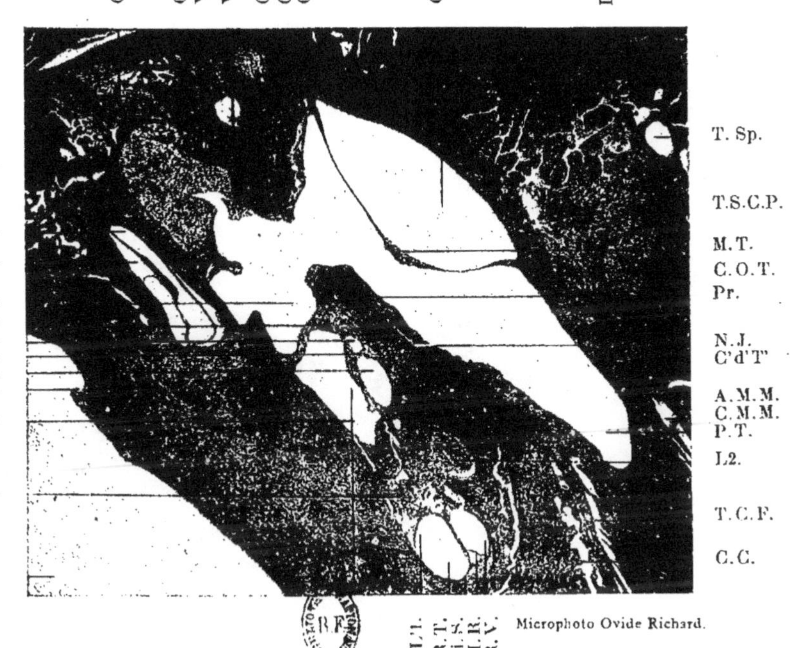

Microphoto Ovide Richard.

L. 2. Deuxième tour de spire. | L.I, L'I premier tour de spire du limaçon avec :

R. T. Rampe tympanique. R. V. rampe vestibulaire. C. C. canal cochléaire. M. R. Membrane de Reissner.

F. C. Fosse cérébelleuse.

C. O. Columelle.

G. S. L. Gouttière du sinus latéral.

F. R. Fenêtre ronde.

N. F. R. Niche osseuse de la fenêtre ronde.

C. S. C. P. Canal semi-circulaire postérieur avec :

E. E. Ses espaces endolymphatiques : E. P. Ses espaces périlymphatiques.

T. M. F. Tissu muqueux fœtal non encore résorbé.

C. C' C". Blocs cartilagineux non encore ossifiés dans le massif du facial.

C. O. T. C' O' T' Cadre osseux tympanique.

VII. 3. Facial.

C. d. T. C' d' T' Corde du tympan dans son canal postérieur et dans son canal antérieur.

C. A. E. Conduit auditif externe.

P. Parotide.

T. sp. Temporale superficielle.

M. T. Membrane tympanique.

Pr. Saillie osseuse du promontoire.

N. J. Nerf de Jacobson.

A. M. M. Méningée moyenne.

C. M. M. Conduit osseux du muscle interne du marteau.

P. T. Prolongement antérieur tubaire de la caisse.

C. C. Canal carotidien sectionné tangentiellement et près de sa circonférence avec :

T. C. F. Tissu cellulo-fibreux unissant le vaisseau à la paroi interne

Les extrémités des lignes L. I, L' I viennent tomber dans la *rampe tympanique* (R. T.) du *premier tour de spire du limaçon* (L[1] L' I), encore sectionné en deux endroits ; les mêmes éléments y sont désignés par les mêmes lettres que précédemment.

Le *second* (L. 2) et le *troisième tour de spire* (L. 3) sont également sectionnés suivent un plan à peu près perpendiculaire à leur direction.

C. A. I. représente le fond du *conduit auditif interne*, renfermant les arborisations terminales de la branche cochléenne de l'auditif.

G. S. L. *Gouttière du sinus latéral.*

La fenêtre ronde (F. R.) qui sépare la rampe tympanique du limaçon de la grande cavité de la caisse est ici profondément enfoncée dans sa *niche osseuse* (N. F. R.). A ce niveau, l'extrémité du promontoire est presque au contact d'une autre saillie déterminée du côté de la caisse par le *canal semi-circulaire externe* (C. S. C. E.)

Ces deux saillies ne laissent entre elles qu'un espace très étroit qui donne accès dans la dépression osseuse de la fenêtre ronde (N. F. R.). Cet aspect est dû à ce que la niche de la fenêtre ronde est sectionnée obliquement par rapport à son axe : le plan de la coupe passe tangentiellement à l'orifice d'abouchement de la fenêtre ronde dans la caisse.

En E. A. C. S. C. P. nous retrouvons l'*extrémité ampullaire du canal semi-circulaire postérieur* sectionné suivant une notable portion de son trajet horizontal : dans l'intérieur de ce canal on voit une crête acoustique faire saillie sous la forme d'un mamelon qui plonge dans la lumière du canal. Dans la partie non ampullaire, mêmes espaces *endolymphiques* (E. E.) et *périlymphatiques* (E. P.) que précédemment.

T. M. F. *Tissu muqueux fœtal* non encore résorbé de la région postérieure de la caisse : on voit qu'à ce niveau la caisse présente un prolongement postérieur, séparé du conduit auditif par le *cadre osseux* (C, O. T.), le massif du facial, et le *facial* (VII. 3).

C. C' C" *Blocs cartilagineux* du massif du facial.

VII. 3 *Facial* dans sa troisième portion intracrânienne.

C. O. T. C' O' T' *Cadre osseux tympanique.*

O. M. *Ombilic* de la membrane tympanique.

C. d. T. *Corde du tympan* dans son canal osseux postérieur.

C' d' T' Même corde du tympan dans son canal osseux antérieur.

A. M. M. *Méningée moyenne.*

C. M. M. *Conduit osseux du muscle interne du marteau.*

P. T. *Prolongement antérieur, tubaire, de la caisse :* nous sommes ici dans un plan notablement supérieur à celui de l'abouchement tympanique de la trompe ; l'anneau cartilagineux qui représente cet abouchement et dont la section était très nette sur la fig. 13, a totalement disparu ici.

Fig 3. — SÉRIE A. — *Préparat.* n° 17.

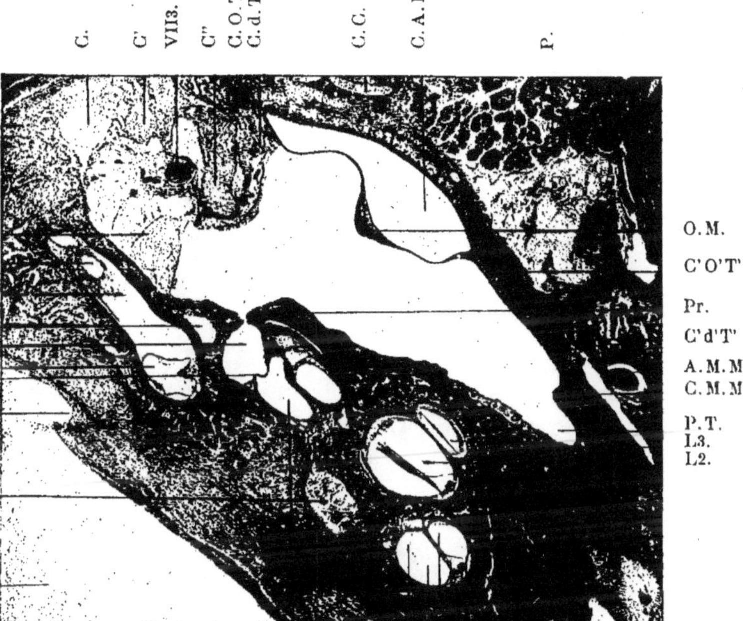

Microphoto Ovine Richard.

L. I. L'I. Premier tour de spire du limaçon sectionné en deux endroits, avec :
R. V. (Rampe vestibulaire) R. T. (rampe tympanique). C. C. (canal cochléaire). L.i.s. (ligament spiral). o.c. (organe de Corti).
L. 2. L. 3. Deuxième et troisième tours de spire du limaçon.
F. C. Fosse cérébelleuse.
C. A. I. Conduit auditif interne (fossette cochléaire).
G. S. L. Gouttière du sinus latéral.
F. R. Fenêtre ronde.
E.A.C.S.C.P. Extrémité ampullaire du canal semi-circulaire postérieur.
E. E. Espaces endolymphatiques. E. P. Espaces périlymphatiques.
C. S. C. E. Canal semi-circulaire externe.
T. M. F. Tissu muqueux fœtal.
C'.C'.C". Blocs cartilagineux du massif du facial.
VII. 3. Facial.
C. O. T. c' o' T'. Cadre osseux tympanique.
C. d. T. c' d' T'. Corde du tympan dans son canal postérieur et dans son canal antérieur.
C. C. Cartilage du conduit.
C. A. E. Conduit auditif externe.
P. Parotide.
O. M. Ombilic de la membrane tympanique.
PR. Promontoire.
A. M. M. Méningée moyenne.
C. M. M. Conduit du muscle interne du marteau.
P. T. Prolongement tubaire de la caisse.

En L1, section oblique du *premier tour de spire du limaçon*, à l'endroit où il va entrer en connexion avec le vestibule.

En L'1, section perpendiculaire du même tour.

Pour ne pas surcharger les figures de lettres et de traits, nous prions le lecteur de vouloir bien se reporter aux planches précédentes pour l'interprétation des divers éléments constitutifs du limaçon.

L 2, L 3, sections du *second et du troisième tours de spire :* à la pointe de ce dernier se voit la coupe oblique de la lame spirale près de son insertion à la *coupole du limaçon* (C. L.).

En C. A. I., *fossette cochléenne du conduit auditif interne*, qui s'élargit progressivement.

S. L. *Sinus latéral.*

C. S. C. P. *Canal semi-circulaire postérieur* avec E. P. ses *espaces périlymphatiques*, E. E. ses *espaces endolymphatiques :* dans le plus large de ces espaces endolymphatiques, on voit de la façon la plus nette la saillie d'une crête acoustique.

T. M. F. *Tissu muqueux fœtal* non encore résorbé de la région postéro-supérieure de la caisse.

S. C. M. Fibres musculaires du *sterno cleido-mastoïdien.*

C. C'. Blocs cartilagineux du massif du *facial.*

C. O. F. *Cellule osseuse du massif du facial* provenant de la résorption progressive des îlôts muqueux et cartilagineux que les coupes précédentes permettaient d'apercevoir en cette région.

On remarquera que cette cellule est complètement vide dans sa plus grande partie et qu'elle est bordée au voisinage du nerf de la 7e paire par du tissu muqueux transparent non encore résorbé. En ce point, la paroi osseuse de l'aqueduc de Fallope présente une déhiscence au niveau de laquelle le périnerve du facial va se trouver en contact immédiat avec une cavité de la cellule osseuse dont il n'est séparé que par une mince couche de tissu muqueux fœtal destiné à disparaître.

Chez l'adulte, une pareille disposition anatomique met en contact direct le périnerve avec la muqueuse extrêmement mince tapissant les cavités pneumatiques qui ne sont autres que des diverticules de la caisse, et toujours en communication avec elle.

Cette notion du contact immédiat de la muqueuse tympanique avec le périnerve nous explique la pathogénie de ces paralysies faciales fugaces survenant au cours d'otites aiguës, sans aucune altération osseuse (1).

C. O. T. C' O' T' représente le *cadre osseux tympanique* sectionné aux deux extrémités d'un même diamètre.

C. d. T. *Corde du tympan* dans son conduit osseux postérieur : il est impossible à partir de ce niveau de retrouver son conduit antérieur où elle s'engage en sortant de la caisse du tympan.

Ce dernier conduit se trouve dejeté en dehors des limites de la figure, dans la région du sphénoïde.

C. C. *Cartilage du conduit.*

P. *Glande parotide* avec T. C. S. P. *Tissu cellulaire sous-parotidien.*

O. M. *Ombilic de la membrane tympanique.*

A. M. M. *Méningée moyenne.*

C. M. M. *Conduit osseux du muscle du marteau* où commencent à apparaître quelques fibres musculaires.

P. T. *Prolongement antérieur, tubaire, de la caisse.*

(1) Au sujet des cellules osseuses périfaciales, consulter : Bellin, *Anatomie des cellules mastoidiennes et leurs suppurations.* Th. de Paris, 1903.

Fig. 4. — Série A. — *Préparat. N° 18.*

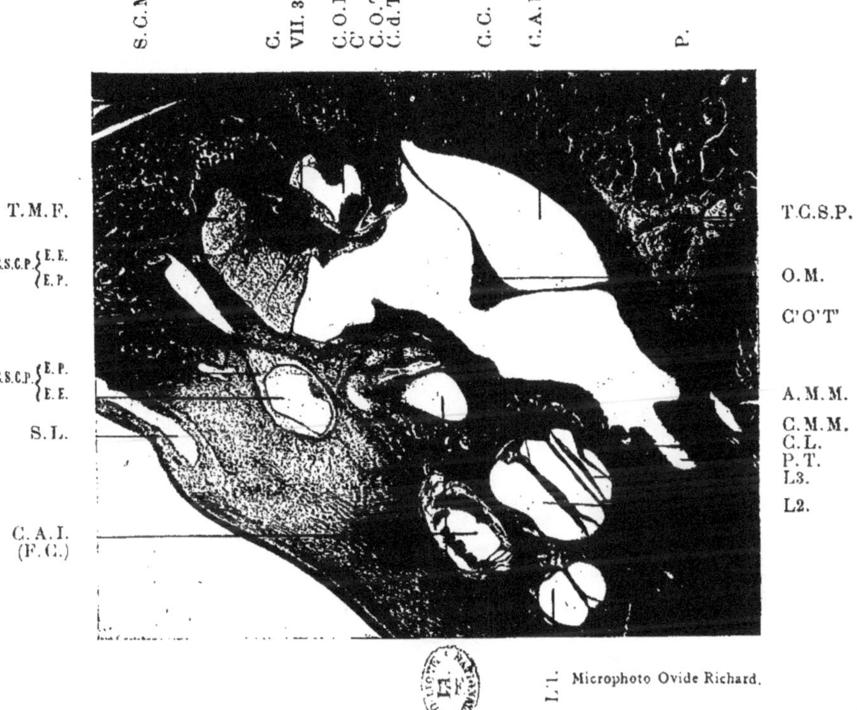

Microphoto Ovide Richard.

L. 1. L'1. Premier tour de spire du limaçon sectionné en deux endroits.
L. 2. L. 3. Deuxième et troisième tours de spire.
C. A. I. (F. C.). Conduit auditif interne (fossette cochléenne).
S. L. Sinus latéral.
C. S. C. P. Canal semi-circulaire postérieur avec :
E. E. Espace endolymphatique. E. P. espace périlymphatique.
T. M. F. Tissu muqueux fœtal.
S. C. M. Fibres du muscle sterno-cleido-mastoïdien.
C. C'. Blocs cartilagineux du massif du facial.
VII 3. Facial.
C. O. F. Cellule osseuse périfaciale.
C. O. T. C' O' T'. Cadre osseux tympanique.
C. d. T. Corde du tympan dans son canal osseux postérieur.
C. C. Cartilage du conduit.
C. A. E. Conduit auditif externe.
P. Glande parotide.
T. C. S. P. Tissu cellulaire sous-parotidien.
O. M. Ombilic de la membrane tympanique.
A. M. M. Méningée moyenne.
P. T. Prolongement tubaire de la caisse.
C. L. Coupole du limaçon.

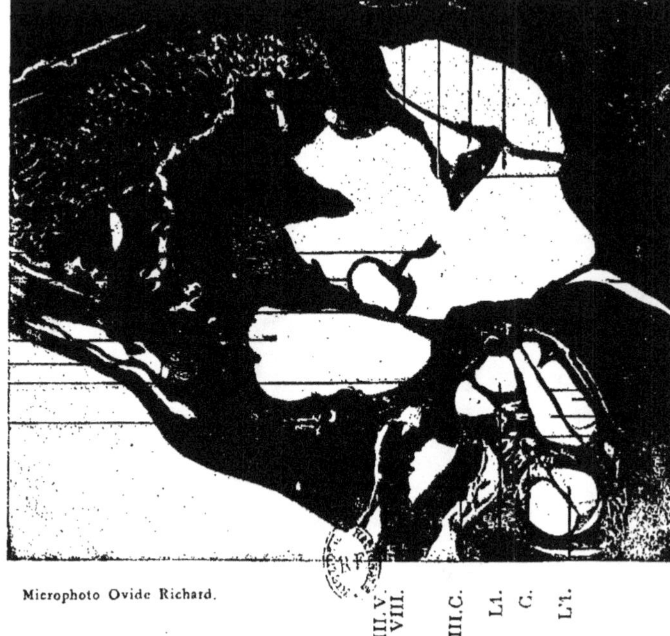

Microphoto Ovide Richard.

L1. L'1. Premier tour de spire du limaçon sectionné en deux endroits.
R. V. Rampe vestibulaire. R. T. rampe tympanique du deuxième tour de spire.
C. Columelle.
F.P.S.C.A. Fossette postéro-supérieure du fond du conduit auditif interne avec :
VIII V. Branche vestibulaire de l'auditif.
F.A.I.C.A. Fossette antéro-inférieure du fond du conduit avec :
VIII C. Branche cochléenne de l'auditif.
VIII. Tronc du nerf auditif.
M. A. V. Macule acoustique du vestibule.
F. O. Fenêtre ovale.
E. Etrier.
L. B. E. Extrémité articulaire de la longue branche de l'enclume.
S. L. Sinus latéral.
C. S. C. P. Canal semi-circulaire postérieur.
VII 3. Facial.
R. P. T. Repli postérieur de Tröltsch avec :
C. d. T. Corde du tympan.
P. A. T. Poche antérieure de Tröltsch. P. P. T. Poche postérieure de Tröltsch.
C. C. Cartilage du conduit.
C. A. E. Conduit auditif externe.
P. Parotide.
C. M. Col du marteau.
C. M. M. Canal du muscle du marteau.
M. M. Muscle du marteau.

Fig. 5. — Série A. — *Préparat N° 20.*

Cette figure pourrait s'intituler : bifurcation de l'auditif.

Pour son intelligence exacte, nous croyons devoir rappeler que le fond du conduit auditif interne, répondant à la paroi interne du vestibule et à la base du limaçon, se trouve divisé par une crête transversale (crête falciforme) en deux étages : l'un supérieur, l'autre inférieur.

A *Etage supérieur*. L'étage supérieur est lui-même divisé par une petite crête verticale en deux excavations plus petites :

1° La fossette antérieure (fossette faciale) est occupée par un large orifice qui n'est autre que l'orifice supérieur du canal de Fallope à travers lequel passe le facial au moment où il se dégage de l'auditif.

2° La fossette postérieure (fossette vestibulaire supérieure) étroite et profonde, répond à la branche supérieure du nerf vestibulaire.

B. *Etage inférieur*. Plus haut et plus large que l'étage supérieur, il est également divisé par une crête osseuse en deux excavations plus petites.

1° La fossette antérieure (fossette cochléenne) n'est autre que la base de la columelle : elle présente une multitude de petits pertuis disposés en spirale et dénommés pour cette raison ; crible spiroïde de la base du limaçon : on sait qu'à travers ce crible se tamisent les fines divisions de la branche cochléenne du nerf auditif.

2° La fossette postérieure (fossette vestibulaire inférieure) répond à la branche inférieure du nerf vestibulaire.

La présente figure passe un peu au-dessus de la crête falciforme du fond du conduit et montre la séparation du tronc du *nerf auditif* (VIII) en deux branches : dans la *fossette postéro-supérieure* (F. P. S. C. A.) s'engage la *branche supérieure du nerf vestibulaire* (VIII V.) ; dans la *fossette antéro-inférieure* (F. A. I. C. A.) s'engage la *branche cochléenne de l'auditif* (VIII C.). Le tissu aréolaire de la *columelle* (C.) supporte deux *tours de spire du limaçon* : le *premier* : L¹ et L'1 sectionné en deux points perpendiculairement à son axe; le *second* L. 2 intéressé suivant une direction sensiblement parallèle à ce même axe.

V. représente la cavité du *vestibule*, séparée de la caisse du tympan par la membrane de la *fenêtre ovale* (F. O.) sur laquelle vient s'appuyer la platine de l'*étrier* (E.). L'extrémité articulaire de la longue branche verticale de l'*enclume* (L. B. E.) est restée en connexion avec la facette correspondante de l'étrier.

M. A. V. *Macule acoustique du vestibule.*

C. S. C. P. *Section du canal semi-circulaire postérieur*, montrant un espace endolymphatique entouré de tractus conjonctifs qui cloisonnent l'espace périlymphatique.

Ces tractus conjonctifs périlymphatiques ont disparu par suite de la finesse de la coupe dans la partie restée claire sur la figure.

T. M. F. Tissu muqueux embryonnaire non encore résorbé.

VII 3. *Facial* dans sa troisième portion, verticalement descendante. A ce niveau, l'aqueduc de Fallope est renfermé dans une saillie osseuse qui porte le nom de massif du facial.

Ce massif, protecteur du nerf, forme un éperon qui fait une saillie très prononcée dans la cavité de la caisse, saillie qui paraîtrait encore davantage, si le *tissu muqueux fœtal* (T. M. F.). qui persiste encore était complètement résorbé.

C. D. T. *Corde du tympan* : nous rappelons que la série de ces coupes progresse de bas en haut et que c'est à la partie la plus élevée de son trajet que la corde du tympan se trouve dans la caisse.

Ici elle se trouve appliquée contre le *repli postérieur de von Tröltsch* (R. P. T.) qui lui sert de support dans le trajet qu'elle parcourt à travers la caisse du tympan, pour passer du bord postérieur au bord antérieur de cette cavité.

La membrane postérieure de von Tröltsch est un repli fibro-muqueux situé en dedans de la membrane tympanique.

Ce repli s'insère : en haut sur la marge tympanique au niveau de l'incisure de Rivinus ; en arrière et en bas sur le cadre osseux tympanique jusqu'au niveau de la partie moyenne du bord postérieur de ce cadre ; en avant sur le manche du marteau.

Son bord inférieur vient entrer en connexion avec la face antérieure de de la branche descendante de l'enclume et s'étend de cette branche descendante de l'enclume à la partie moyenne du bord postérieur du cadre tympanique.

De cette façon, la plicature postérieure de von Tröltsch se trouve suspendue entre la membrane tympanique avec le manche du marteau en dehors et la branche descendante de l'enclume en dedans.

La membrane postérieure de von Tröltsch limite un espace vide (poche postérieure de Tröltsch) qui se trouve situé entre elle et la membrane tympanique. Cet espace est ouvert en bas dans la partie inférieure de la cavité de la caisse, il est fermé en arrière et en haut au niveau de l'anneau tendineux de la membrane tympanique.

Comme la corde du tympan est comprise dans un dédoublement de ce repli, on comprendra qu'elle passe entre l'enclume en dedans et le marteau en dehors.

C. M. n'est autre que le *col du marteau* déterminant dans la membrane tympanique, en avant et en arrière du manubrium, les deux dépressions connues sous le nom de : *poche antérieure* (P. A. T.) et de *poche postérieure de Tröltsch* (P. P. T.).

P. *Glande parotide*.

C. M. M. *Conduit osseux du muscle du marteau* contenant l'épais fuseau charnu de ce muscle (M. M.).

Nous retrouvons en VIII V la *branche vestibulaire de l'auditif* au fond de la fossette *postéro-supérieure* du conduit auditif interne (F. P. S. C. A.) et en VIII C la *branche cochléenne* au fond de la *fossette antéro-inférieure* du même conduit (F. A. I. C. A.).

Au-dessus de l'axe osseux de la *columelle* (C.), les *deux premiers tours de spire du limaçon* (L.I, L'I ; L.2) sont sectionnés dans les mêmes conditions que sur la figure précédente.

V. représente la cavité du *vestibule*, séparée de la cavité tympanique par la membrane de la *fenêtre ovale* (F. O.) sur laquelle s'appuie la platine de l'*étrier*. Cet osselet (E.) est ici sectionné suivant ses deux branches, ses connexions articulaires avec l'enclume ne se trouvant plus dans le plan de la coupe.

M. A. V. *Macule acoustique du vestibule.*

E. P. V. *Espace périlymphatique du vestibule.*

O. V. C. S. C. P. *Origine vestibulaire du canal semi-circulaire postérieur.*

L. B. E. *Longue branche verticale de l'enclume* unie par de fins tractus ligamentaux au *repli postérieur de Tröltsch* (R. P. T.).

Dans l'angle dièdre formé par la branche verticale de l'enclume et le repli ligamentaux de Trlötsch, chemine la *corde du tympan* (C. d. T.), accolée à la face postérieure de ce ligament par un repli de la muqueuse de la caisse.

S. L. *Sinus latéral* sectionné presque parallèlement à sa direction.

T. M. F. *Tissu muqueux fœtal.*

C. S. C. P. *Canal semi-circulaire postérieur*, avec son espace endolymphatique et son espace périlymphatique comblé en partie par du tissu conjonctif.

VII. (2. 3.). *Facial* au voisinage de l'union de la troisième portion intracrânienne avec la deuxième : on remarquera que sa section qui, dans les figures précédentes, était nettement transversale, commence ici à devenir oblique. Nous sommes en effet ici au voisinage de son second coude, c'est-à-dire à l'endroit où sa seconde portion horizontale (portion tympanique) va se couder à angle droit entre la fenêtre ovale et le seuil de l'aditus pour descendre verticalement dans la troisième portion de l'aqueduc de Fallope.

C. *Bloc cartilagineux* du pourtour du cadre tympanique.

C. C. *Cartilage du pavillon.*

P.P.T.-P.A.T. *Poche postérieure* et *poche antérieure de Tröltsch.*

C. A. E. *Conduit auditif externe.*

P. *Parotide.*

C. M. *Col du marteau* au voisinage de son union avec la tête.

C. M. M. *Conduit osseux du muscle du marteau* (M. M.).

A. M. M. *Méningée moyenne.*

Fig. 6. — SÉRIE A. — *Préparat. n° 21.*

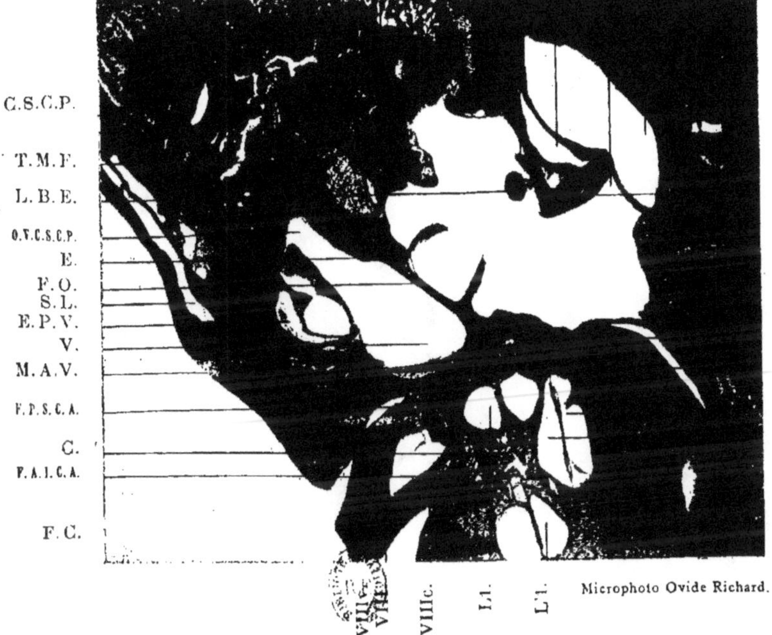

Microphoto Ovide Richard.

L 1, L'1. Premier tour de spire du limaçon sectionné en deux endroits.
L. 2. Deuxième tour de spire avec R. V. rampe vestibulaire. R. T. rampe tympanique.
VIII V. Branche vestibulaire de l'auditif dans la fossette postéro-supérieure du conduit auditif interne (F. P. S. C. A.).
VIII C. Branche cochléenne de l'auditif dans la fossette antéro-inférieure du même conduit (F. A. I. C. A.).
F. C. Fosse cérébelleuse.
M. A. V. Macule acoustique du vestibule.
V. Vestibule périlymphatique. E. P. V. Espace périlymphatique du vestibule.
S. L. Sinus latéral.
F. O. Fenêtre ovale.
E. Etrier.
O. V. C. S. C. P. Origine vestibulaire du canal semi-circulaire postérieur.
L. B. E. Longue branche de l'enclume.
T. M. F. Tissu muqueux fœtal.
VII (2. 3). Facial sectionné au voisinage du coude que font sa deuxième et sa troisième portion.
C. C. Cartilage.
R. P. T. Repli postérieur de van Tröltsch avec :
C. d. T. Corde du tympan.
P. P. T. Poche postérieure de Tröltsch.
P. A. T. Poche antérieure de Tröltsch.
C. A. E. Conduit auditif externe.
P. Parotide.
C. M. Col du marteau.
C. M. M. Conduit osseux du muscle du marteau.
A. M. M. Méningée moyenne.

Fig. 7. — SÉRIE A. — *Préparat. N° 24.*

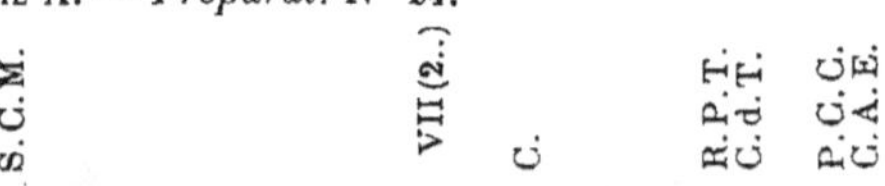

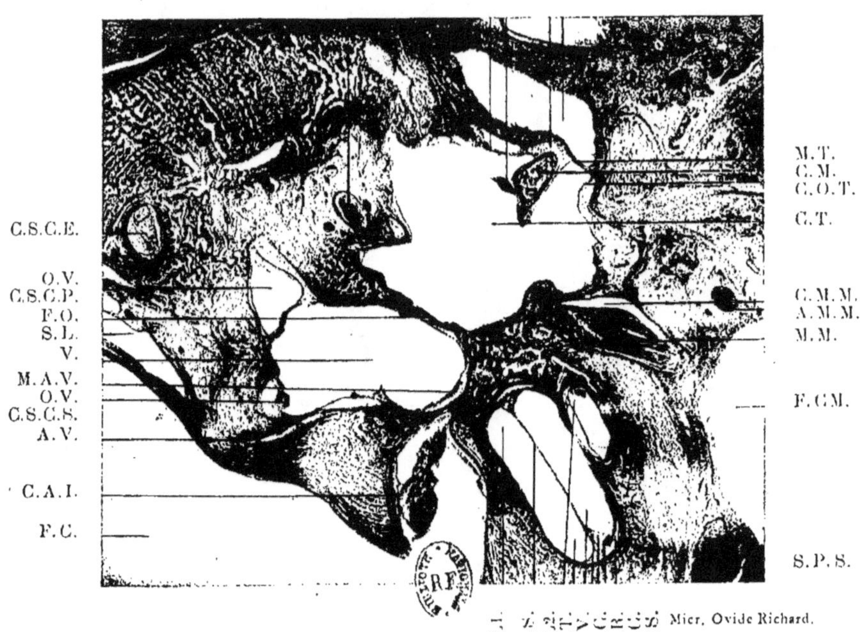

Micr. Ovide Richard.

L. 1. L. 2. Premier et deuxième tour de spire du limaçon avec :
L. S. Lame spirale. R. T. rampe tympanique. R. V. rampe vestibulaire. C. C. canal cochléaire.
M. R. Membrane de Reissner. Li S. Ligament spiral.
F. C. Fosse cérébelleuse.
C. A. I. Conduit auditif interne.
A. V. Aqueduc du vestibule.
O. V. C. S. C. S. Origine vestibulaire du canal semi-circulaire supérieur.
M. A. V. Macule acoustique du vestibule.
V. Vestibule.
S. L. Sinus latéral.
F. O. Fenêtre ovale.
O. V. C. S. C. P. Origine vestibulaire du canal semi-circulaire postérieur.
S. C. M. Fibres du sterno-cléido-mastoïdien.
VII (2. 3). Facial sectionné à l'union de sa deuxième et de sa troisième portion.
C. Cartilage.
C. d. T. Corde du tympan.
C. A. E. Conduit auditif externe.
C. T. Caisse du tympan.
C. M. Col du marteau au voisinage de son union avec la tête.
C. M. M. Canal du muscle du marteau.
A. M. M. Méningée moyenne.
F. C. M. Fosse cérébrale moyenne.

N'oublions pas que nous progressons de bas en haut.

Souvenons-nous d'autre part que les deux faces antéro-supérieure et postéro-supérieure du rocher sont toutes deux inclinées obliquement par rapport au plan horizontal et se continuent l'une avec l'autre au niveau du bord supérieur de l'os. Vue de l'intérieur de la cavité crânienne, la face supérieure du rocher offre en somme la même disposition qu'un livre qui serait posé fortement ouvert sur un plan et dont on regarderait le dos.

Dès lors il nous est facile de comprendre pourquoi, lorsque nous progressons de bas en haut dans la série des coupes, la surface osseuse intéressée diminue de largeur.

Le plan de cette coupe intéresse à la fois la *fosse cérébelleuse* (F.C.) limitée en avant par la face postéro-supérieure du rocher et la *fosse cérébrale moyenne* (F. C. M.) limitée en arrière par la face antéro-supérieure du même os. La simple inspection d'un crâne permettra de s'orienter facilement.

Nous y retrouvons en C. A. I. le *conduit auditif interne*, au-dessus de la bifurcation de l'auditif.

A. V. représente la section oblique de l'*aqueduc du vestibule* : on sait que cet aqueduc prend naissance dans une petite dépression de la fossette supérieure du vestibule, nommée gouttière sulciforme. Parti de ce point, ce conduit, long d'un centimètre environ, se dirige en bas et en arrière pour se terminer sur la face postérieure du rocher. La présente figure ne montre que son orifice vestibulaire, son orifice endocrânien se trouvant situé dans un plan différent.

En V., la grande cavité du *vestibule endomembraneux* avec M. A. V., *macule acoustique du vestibule* ; O. V. C. S. C. S. *origine vestibulaire du canal semi-circulaire supérieur* ; O.V. C. S. C. P. *origine vestibulaire du canal semi-circulaire postérieur* ; F. O. *fenêtre ovale* intéressée au-dessus de la platine de l'étrier.

C. S. C. E. *canal semi-circulaire externe* avec espace périlymphatique et endolymphatique.

S. C. M. Fibres musculaires du *sterno-cléido-mastoïdien*.

VII 2.3. *Facial* intracrânien à l'union de sa deuxième et de sa troisième portion, entre les deux nerfs pétreux, ces trois nerfs étant unis dans l'intérieur du canal de Fallope par du tissu conjonctif.

C. A. E. *conduit auditif externe*. — Nous sommes arrivé ici à la limite de l'insertion supérieure de la *membrane tympanique*.

En effet, nous n'en trouvons plus qu'un petit segment (m. t.) séparant la *caisse du tympan* (c. t.) du *conduit auditif externe* (c. a. e.) dans la région toute antérieure, celle qui est située entre le *col du marteau* (c. m.) et la limite antéro-supérieure du *cadre osseux* de la membrane (c. o. t.).

Au contraire, en arrière du manche du marteau, la caisse est séparée du conduit par une *paroi cartilagineuse* (p. c. c.) qui prolonge en bas le rebord osseux de l'attique...

Cette paroi cartilagineuse est doublée du côté de la caisse du tympan par le *repli postérieur de Tröltsch* (r. p. t.) La *corde du tympan* (c. d. t.) se trouve appliquée contre la face postérieure du col du marteau. On voit aussi sur le col du marteau l'insertion du tendon du tenseur tympanique.

Nous devons faire remarquer que la longe branche verticale de l'enclume qui devrait doubler en quelque sorte la corde du tympan et le col du marteau, a disparu accidentellement de cette préparation et de la suivante : les fins tractus conjonctifs qui l'unissaient au marteau s'étant trouvés entraînés au cours des manipulations.

a. m. m. *Méningée moyenne.*

c. m. m. *Conduit osseux du muscle du marteau* : on voit la direction de ses fibres (m. m.) commencer à se modifier.

l1. l2. Section des *deux premiers tours de spire du limaçon*, dans une direction sensiblement parallèle à leur direction.

s. p. s. Extrémité périphérique du *sinus pétreux supérieur*, au niveau du bord supérieur du rocher.

Faisons remarquer en terminant que le massif du facial est considérablement diminué d'épaisseur et qu'il se trouve réduit à une simple lamelle osseuse qui sépare le nerf de la cavité de la caisse, Dans l'épaisseur de cette lamelle on voit une cellule aérienne dépendante de la caisse qui réduit encore l'épaisseur de la couche osseuse.

Au fur et à mesure que nous nous élevons, nous voyons diminuer la largeur de la pyramide pétreuse, tandis que la *fosse temporale* (F. C. M.) se creuse davantage en avant, et que la *fosse cérébelleuse* (F. C.) s'efface en arrière.

L. *Tour du spire du limaçon* avec R. T. *rampe tympanique* R. V. *rampe vestibulaire*, C. C. *canal cochléaire.*

C. A. I. *Conduit auditif interne.*

F. C. *Fosse cérébelleuse.*

O. V. C. S. C. S. *Origine vestibulaire du canal semi-circulaire supérieur*, dont les espaces périlymphatiques sont cloisonnés par des tractus conjonctifs.

U. Cavité de l'*utricule* avec des espaces endo et périlymphatiques.

D. M. Tissu fibreux de la *dure-mère.*

C. S. C. E. *Canal semi-circulaire externe.*

C. S. C. P. *Canal semi-circulaire postérieur.*

VII (2. 3.) *Facial* intracrânien à l'union de sa deuxième et de sa troisième portion.

Entre le *conduit auditif externe* (C. A. E.) et la cavité tympanique, on peut voir qu'il n'y a plus de membrane tympanique : nous avons dépassé en effet sa limite supérieure et nous sommes non plus dans la caisse du tympan proprement dite, mais dans la *cavité de l'attique* (C. A.). Cette cavité est séparée du *conduit* (C. A. E.) par une paroi cartilagineuse (P. C. C.) qui prolonge en bas le rebord osseux de l'attique.

C. M. *Col du marteau.*

M. M. *Muscle du marteau* : nous assistons ici d'une façon très nette au changement de direction de ses fibres qui se coudent à angle droit sur la saillie osseuse du *bec de cuiller* (B. C.) avant de jeter sur le tendon qui va s'insérer à l'origine du manche du marteau.

Nous retrouvons la *corde du tympan* (C. d. T.) appliquée contre la face postérieure du col du marteau : la corde réapparaît à quelques millimètres de sa sortie de la caisse dans son *canal osseux antérieur* (C' d' T').

F. C. M. *Fosse cérébrale moyenne.*

S. P. S. *Sinus pétreux supérieur.*

Fig. 8. — Série A. — *Préparat. N° 27.*

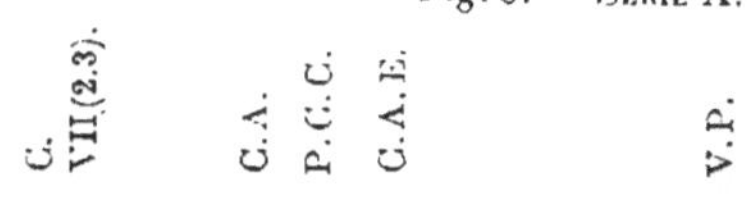

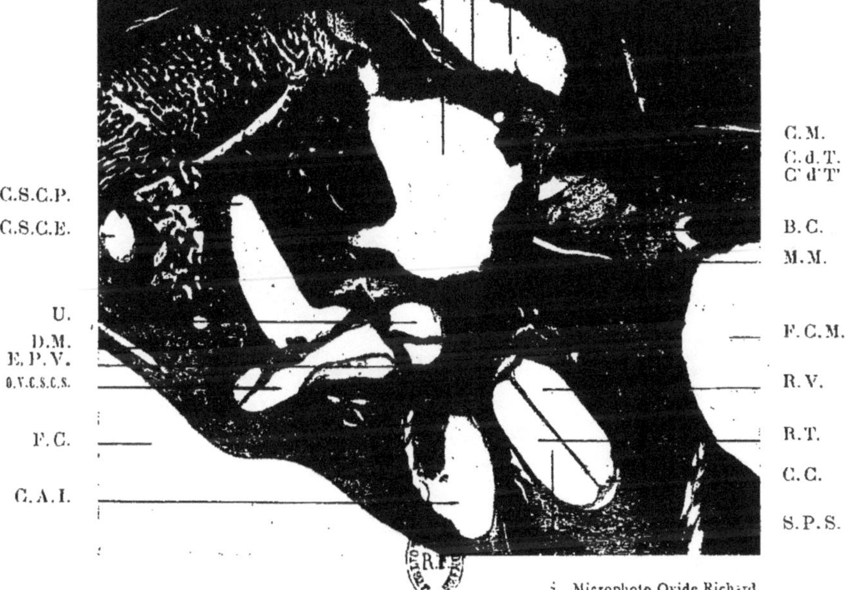

Microphoto Ovide Richard.

C. A. I. Section oblique de la partie supérieure du conduit auditif interne.
F. C. Fosse cérébelleuse.
O. V. C. S. C. S. Origine vestibulaire du canal semi-circulaire supérieur (espace endolymphatique). E. P. V. Espace périlymphatique du vestibule.
D. M. Tissu fibreux de la dure-mère.
U. Cavité de l'utricule.
C. S. C. E. Canal semi-circulaire externe.
C. S. C. P. Canal semi-circulaire postérieur.
VII (2.3). Facial intracrânien à l'union de sa deuxième et de sa troisième portion.
C. A. Cavité de l'attique.
P. C. C. Paroi cartilagineuse prolongeant en bas le rebord osseux de l'attique.
C. A. E. Conduit auditif externe.
V. P. Vaisseaux parotidiens.
C. M. Col du marteau.
C. d. T. Corde du tympan dans la caisse.
C' d' T' Corde du tympan dans son canal osseux antérieur.
B. C. Saillie osseuse du bec de cuiller.
M. M. Muscle du marteau.
F. C. M. Fosse cérébrale moyenne.
S. P. S. Sinus pétreux supérieur.

Mêmes éléments que précédemment.

L. 1 tour *de spire de limaçon* avec : R. T. *rampe tympanique*. R. V. *rampe vestibulaire*. M. R. *membrane de Reissner*. C. C. *canal cochléaire*. LIS. *ligament spiral*.

C. A. I. *Conduit auditif interne* qu'on voit se prolonger vers l'utricule en livrant passage à des rameaux nerveux utriculaires.

F. C. *Fosse cérébelleuse*.

C. S. C. S. *Canal semi-circulaire supérieur* dont la convexité soulève la face postérieure du rocher.

D. M. *Dure mère*.

U. *Utricule* avec : M. A. U. macule acoustique de l'utricule.

C. S. C. E. *Canal semi-circulaire externe*.

C. S. C. P. *Canal semi-circulaire postérieur*.

T. C. F. T. *Tissu cellulaire* de la fosse temporale.

VII. (2). *Facial* dans la deuxième portion de son trajet intracrânien : ici ses fibres ont pris une direction à peu près parallèle au plan de la coupe, c'est-à-dire horizontale : nous sommes donc audessus de son deuxième coude et c'est sa portion tympanique qui se trouve intéressée : on remarquera la minceur de la couche osseuse qui sépare le nerf de la cavité tympanique.

Ici la cavité de l'*attique* (C. A.) est séparée du *conduit auditif externe* (C. A. E.) par la partie toute supérieure du cadre osseux ou *rebord externe de l'attique* (R. A.), entre les deux extrémités duquel on remarque l'espace qui correspond à l'incisure de Rivinus. Ce rebord est doublé en avant, du coté du conduit, par une épaisse couche de téguments.

V. P. *Vaisseaux parotidiens*.

L. B. E. Portion supérieure de la *longue branche verticale de l'enclume* retenue au marteau par de fins tractus conjonctifs.

C. M. *Col du marteau* avec l'insertion du *tendon du muscle du marteau* (T. M. M.).

F. C. M. *Fosse cérébrale moyenne*.

Fig. 9. — Série A. — *Préparat. N° 28.*

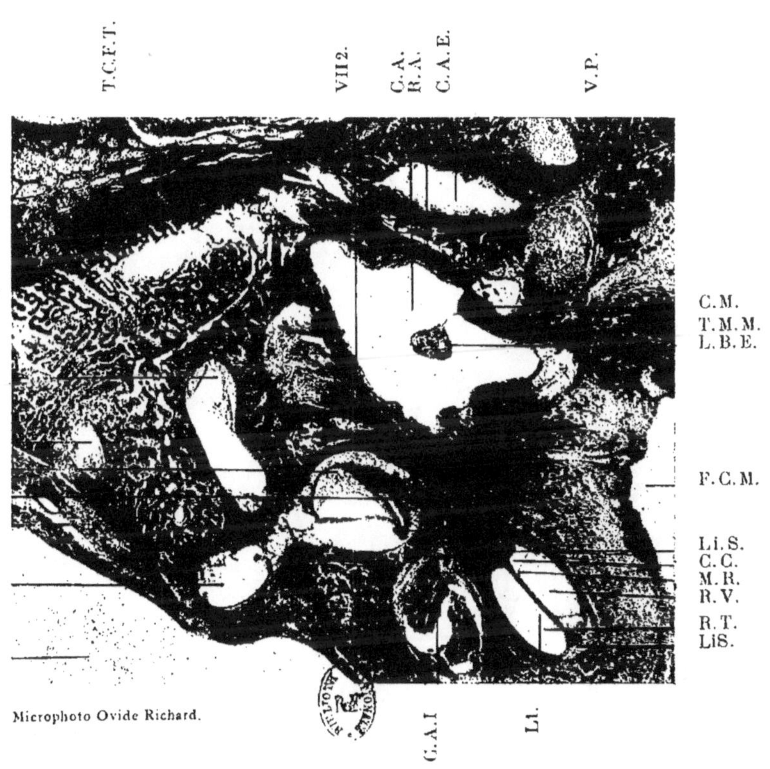

Microphoto Ovide Richard.

F. C. Fosse cérébelleuse.
C. S. C. S. Canal semi-circulaire supérieur.
D. M. Tissu fibreux de la dure-mère.
U. Utricule. M. A. U. Macule acoustique de l'utricule.
C. S. C. E. Canal semi-circulaire externe.
C. S. C. P. Canal semi-circulaire postérieur.
T. C. F. T. Tissu cellulaire de la fosse temporale.
VII 2. Facial intracrânien près de la terminaison de sa deuxième portion.
C. A. E. Conduit auditif externe.
V. P. Vaisseaux parotidiens.
C. M. Col du marteau.
L. B. E. Longue branche verticale de l'enclume.
F. C. M. Fosse cérébrale moyenne.
L. I. Premier tour de spire du limaçon.
C. A. I. Section oblique de la partie supérieure du conduit auditif interne.

Le plan de cette coupe passe à quelques millimètres seulement au-dessous du bord supérieur du rocher.

Nous y voyons en VIII la section très oblique de la partie toute supérieure du tronc de *l'auditif.*

F. C. *Fosse cérébelleuse.*

C. S. C. S. Saillie déterminée sur la face postérieure du rocher par le *canal semi-circulaire supérieur.*

V. Partie toute supérieure de l'*utricule.*

C. S. C. P. *Canal semi-circulaire postérieur* avec un espace périlymphatique et un espace endolymphatique.

T. C. F. T. *Tissu cellulaire* de la fosse temporale.

Nous sommes ici dans la partie toute supérieure de la cavité de l'attique, au niveau des deux gros osselets : La *tête du marteau* (T. M.) et le *corps de l'enclume* (C. E.) sont unis par un manchon fibreux qui limite circulairement leur *ménisque interarticulaire* (M. I.).

Le pivot ou *courte branche horizontale de l'enclume* (C. B. H. E.) est fixé dans la niche osseuse de l'angle postéro-supérieur de la caisse.

De l'appareil suspenseur du marteau, la présente coupe n'a intéressé que le *ligament latéral externe* (L. E. M.).

La cavité de l'attique est à ce niveau nettement divisée par les têtes des deux gros osselets en deux compartiments bien distincts : en avant, entre ces osselets et le *rebord externe de l'attique* (R. A.) se trouve la loge antérieure de l'attique, encore appelée *cavité de Kretschmann*, cloisonnée par des tractus conjonctifs qui la segmentent en plusieurs cavités secondaires : en arrière entre ces mêmes osselets et le fond de la cavité, se trouve la *loge postérieure de l'attique* (L. P. A.).

Nous retrouverons la disposition respective de ces diverses cavités schématisée en quelque sorte dans la série suivante des coupes (série B) qui intéresse l'oreille suivant le méridien transversal et vertical du crâne.

F. C. M. *Fosse cérébrale moyenne* ou temporale.

Fig. 10. — SÉRIE A. — *Préparat. N° 32.*

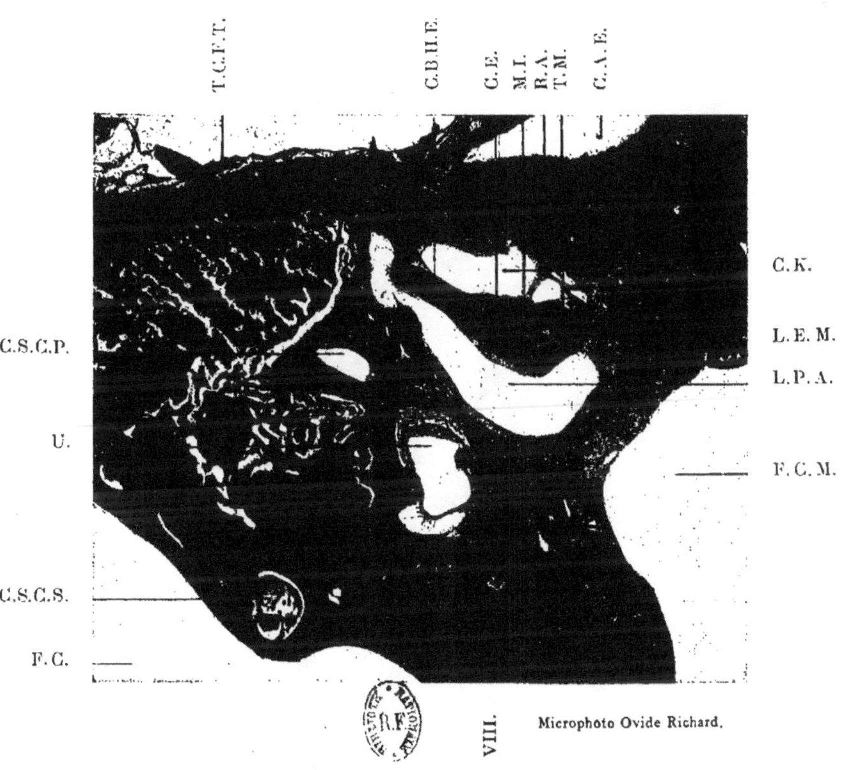

Microphoto Ovide Richard.

F. C. Fosse cérébelleuse.
C. S. C. S. Canal semi-circulaire supérieur.
U. Partie supérieure de l'utricule.
C. S. C. P. Canal semi-circulaire postérieur.
T. C. F. T. Tissu cellulaire de la fosse temporale.
C. B. H. E. Courte branche horizontale de l'enclume.
C. E. Corps de l'enclume.
M. I. Ménisque interarticulaire.
T. M. Tête de marteau.
R. A. Rebord osseux de l'attique (marge tympanique).
C. A. E. Conduit auditif externe.
C. K. Cavité de Kretschmann.
L. E. M. Ligament latéral externe du marteau.
L. P. A. Loge postérieure de l'attique.
F. C. M. Fosse cérébrale moyenne.
VIII. Section très oblique du tronc de l'auditif.

DEUXIÈME PARTIE

Coupes de l'oreille pratiquées suivant le méridien transversal du crâne et dans la direction du plan vertical. (Série B.)

Les coupes de la série B intéressent le temporal gauche d'un fœtus à terme ayant respiré quelques minutes (nous rappelons que le temporal droit du même fœtus a fourni celles de la série précédente.)

Elles ont été pratiquées suivant le méridien *transversal* du crâne et dans la direction du plan *vertical*. Elles sont, non pas perpendiculaires, mais légèrement obliques par rapport à la surface crânienne, de façon à suivre l'obliquité du conduit et à obtenir autant que possible une vue d'ensemble des différentes parties de l'appareil auditif.

Elles ont été numérotées en allant *d'avant en arrière*. Pour éviter toute redite, nous prions le lecteur de vouloir bien se reporter à ce qui a été dit concernant l'épaisseur et le mode de numérotation des coupes : de cette façon il lui sera facile de s'orienter.

Ajoutons que les figures ont été orientées par rapport à l'axe vertical de la caisse tympanique, qui on le sait est lui-même légèrement oblique par rapport à l'axe vertical du corps.

Intéresse la surface extérieure du temporal au niveau de la base du tragus :

Nous y trouvons en C. T. la portion toute antérieure de la caisse qui déborde en avant la membrane tympanique et le conduit.

En bas et en dedans la caisse est en rapport avec le golfe de la *jugulaire* (J) sectionnée perpendiculairement à sa direction qui à ce niveau est horizontale et sensiblement antéro-postérieure. Dans le reste de son étendue la paroi interne de la caisse est limitée directement par le tissu spongieux du *rocher* (R.).

Dans la gaine conjonctive qui entoure la veine, on distingue le *pneumogastrique* (X.) et le *glosso-pharyngien* (IX.). Au-dessus de la jugulaire on aperçoit la section de la *veine condylienne postérieure* (V. C. P.) qui à ce niveau chemine un certain temps parallèlement à sa direction avant de s'y jeter.

Entre la voûte très mince de la caisse et le tissu fibreux de la dure-mère qui constitue le plancher de la fosse cérébrale moyenne à ce niveau, on remarque les fibres transversales du *muscle du marteau* (M. M.), sectionné perpendiculairement à sa direction dans l'intérieur de son conduit osseux : nous rappelons que les coupes de la série (A.), parallèle à cette même direction, permettent d'apercevoir ses fibres dans une bonne partie de leur trajet intra-pétreux.

La dure-mère qui tapisse la fosse temporale, remarquable par son épaisseur, renferme dans toute son étendue des *sinus veineux* (S. V.) dont les plus volumineux sont au niveau de l'*écaille du temporal* (E. T.).

Au-dessus du bord postéro-supérieur du rocher, se trouve le *sinus pétreux supérieur* (S. P. S.), à l'intérieur duquel on peut voir quelques caillots sanguins.

En dehors, la caisse est en rapport avec les lobules glandulaires de la *parotide* (P.) par l'intermédiaire de l'*aponévrose parotidienne profonde* (A. P.) et du *tissu cellulaire sous-parotidien* (T. C. S. P.).

Dans l'épaisseur de la parotide, la section a intéressé une branche de la *carotide externe* (C. E.) et le *ventre postérieur du digastrique* (D.).

Fig. 11. — Série B. — *Préparat. n° 13.*

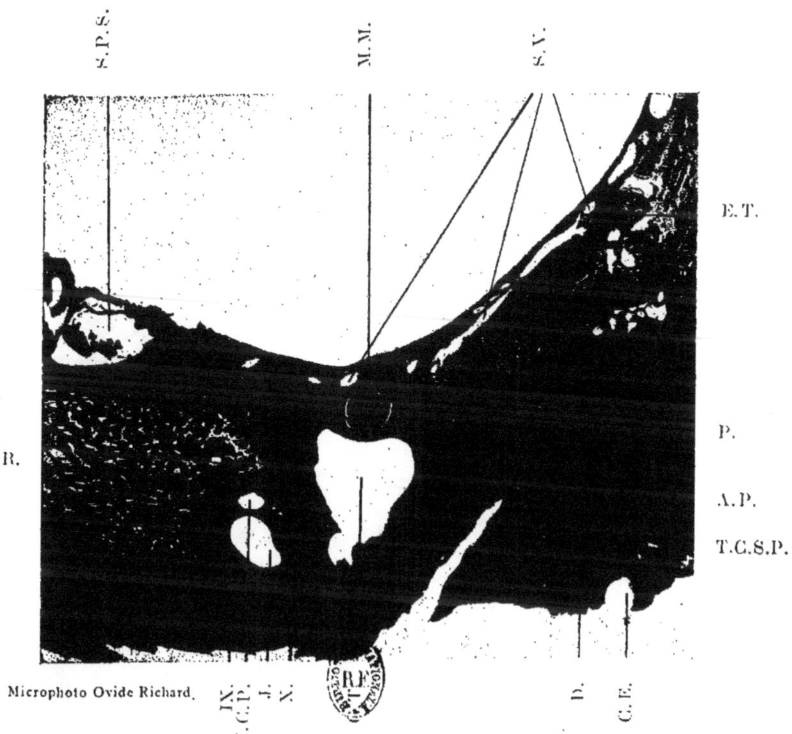

Microphoto Ovide Richard.

R. Tissu spongieux du rocher.
S. P. S. Sinus pétreux supérieur.
M. M. Muscle du marteau.
S. V. Sinus veineux de la dure-mère.
E. T. Ecaille du temporal.
P. Glande parotide.
A. P. Aponévrose parotidienne profonde.
T. C. S. P. Tissu cellulaire sous-parotidien.
C. E. Branche de la carotide externe.
D. Ventre postérieur du digastrique.
C. T. Caisse du tympan.
J. Jugulaire.
V. C. P. Veine condylienne postérieure.
IX. N. Glosso-pharyngien.
X. N. Pneumogastrique.

Intéresse l'oreille au niveau de l'insertion toute antérieure de la *membrane tympanique* (M. T.) au pourtour du *conduit* (C. A. E.).

On remarquera dans cette coupe et dans les suivantes la minceur extrême de la paroi osseuse de la caisse au niveau de la jugulaire et la présence fréquente de déhiscences à travers lesquelles la muqueuse de la caisse et la gaine du vaisseau se trouvent presque en contact (1).

Dans la gaîne conjonctive de la jugulaire, mêmes éléments que précédemment auxquels est venu s'ajouter le nerf *spinal* (XI).

Dans l'épaisseur du tissu spongieux du rocher apparaît en L 3 la *pointe du limaçon*.

Si l'on veut bien se rappeler la direction de ces coupes et aussi celle du limaçon dont le grand axe est à peu près perpendiculaire à celui du rocher, c'est-à-dire obliquement dirigé d'arrière en avant et de dedans en dehors, on comprendra facilement que les divers tours de spire soient ici sectionnés suivant des directions très obliques par rapport à son axe propre.

Au-dessus du muscle du marteau on distingue en V. de petits *vaisseaux* artériels et veineux qui, suivant la direction du conduit osseux du muscle, relient le territoire de la méningée moyenne à celui des vaisseaux stylo-mastoïdiens.

Au-dessus de la caisse, et se continuant sans limites bien marquées avec les cellules du tissu spongieux de l'*écaille du temporal* (E. T.) on voit apparaître les prolongements antérieurs des diverses *cavités de l'attique* (C. A.). Au-dessus d'un *cloisonnement membraneux* (C. M.) tendu horizontalement entre l'attique et la grande cavité de la caisse, on distingue la section transversale de la *corde du tympan* (C. d. T.).

En dehors, la caisse et le conduit offrent les mêmes rapports que précédemment : dans l'épaisseur du tissu cellulaire sous-parotidien, on distingue quelques fibres musculaires qui appartiennent au *masseter* (F. M.).

(1) Consulter à ce sujet le très intéressant travail de Rozier : *Étude anatomique du plancher de la caisse* (Th. de Paris, 1902).

Fig. 12. — Série B. — *Préparat. N° 21.*

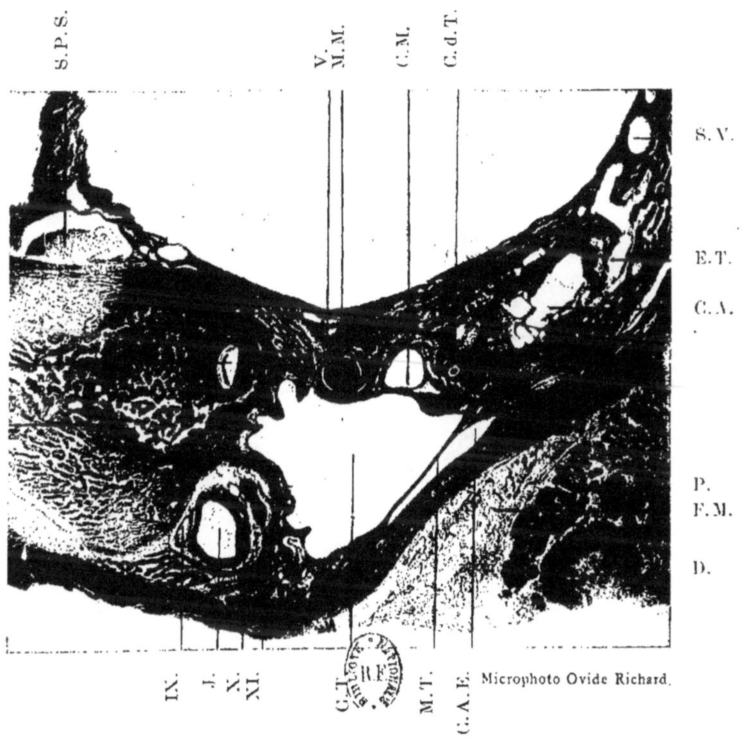

Microphoto Ovide Richard.

R. Tissu spongieux du rocher.
L. 3. Pointe du limaçon.
S. P. S. Sinus pétreux supérieur.
V. Vaisseaux intra-osseux suivant le canal du muscle du marteau.
M. M. Muscle du marteau.
C. M. Cloison membraneuse séparant la caisse du tympan des cavités de l'attique.
C. d. T. Corde du tympan.
S. V. Sinus veineux contenus dans l'épaisseur de la dure-mère.
E. T. Tissu spongieux de l'écaille du temporal.
C. A. Cavités de l'attique.
P. Parotide.
F. M. Fibres du masséter.
D. Digastrique.
C. A. E. Conduit auditif externe.
M. T. Membrane tympanique.
C. T. Caisse du tympan.
J. Jugulaire.
IX. N. Glosso-pharyngien.
X. N. pneumogastrique.
XI. N. spinal.

La *membrane tympanique* (M. T.) est intéressée à peu près dans toute sa hauteur ; à son insertion inférieure on voit très bien l'épaississement conjonctif constituant le *bourrelet annulaire de Gerlach* (B. A.).

Le limaçon est sectionné suivant son second (L. 2) et son *troisième tour de spire* (L. 3) : dans le second on distingue très nettement le *ligament spiral* (L.IS). Dans le troisième la *lame spirale* (L. S.) intéressée très obliquement, sépare la *rampe vestibulaire* (R. V.) de la *rampe tympanique* (R. T.).

Dans l'une des aréoles osseuses de la paroi labyrinthique de la caisse se voit une ramification du *nerf de Jacobson* (N. J.).

Les cloisonnements de l'*attique* (C. A.) s'élargissent et se fusionnent : en M. apparaît la *tête du marteau* suspendue à la voûte par son épais ligament supérieur.

A la limite du *cadre osseux tympanique* (C. O. T.) dans l'épaisseur du ligament fibreux sus-mentionné, nous retrouvons la *corde du tympan* (C. D. T.).

Dans l'épaisseur du tissu parotidien, la section intéresse une des branches terminales du nerf *facial* (VII), le ventre postérieur du muscle *digastrique* (D.) et une branche de l'*artère temporale superficielle.* (T. S.).

Fig. 13. — SÉRIE B. — *Préparat, N° 25.*

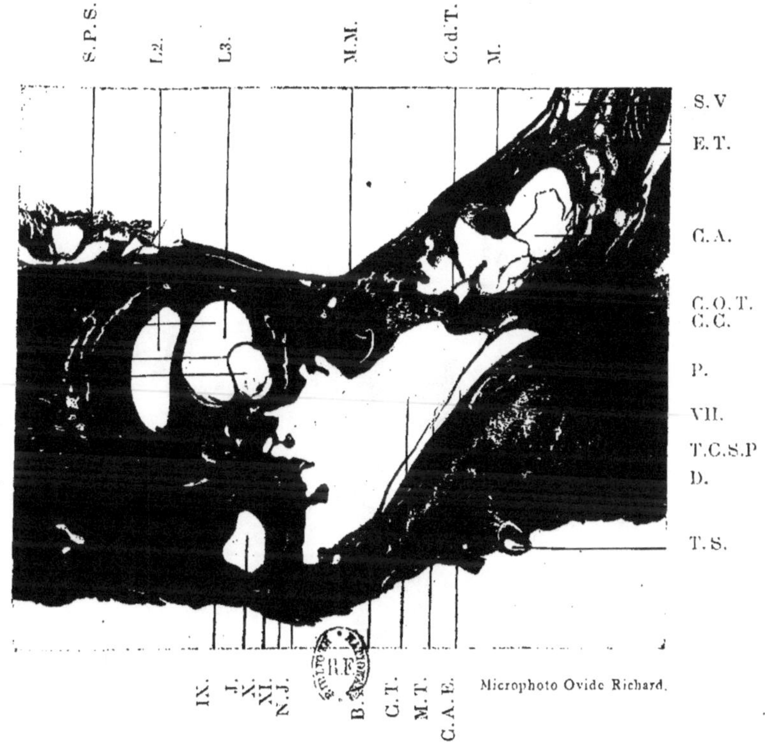

Microphoto Ovide Richard.

R. Rocher.
L 2. L 3. Deuxième et troisième tours de spire de limaçon avec :
LIS. Ligament spiral.
L. S. Lame spirale.
R. V. Rampe vestibulaire.
R. T. Rampe tympanique.
M. M. Muscle du marteau.
C. d. T. Corde du tympan.
M. Tête du marteau.
S. V. Sinus de la dure-mère.
C. A. Cavité de l'attique.
C. O. T. Cadre osseux tympanique.
C. C. Cartilage de la paroi inférieure du conduit.
P. Glande parotide.
VII. Facial.
T. S. Rameau de la temporale superficielle
C. A. E. Conduit auditif externe.
M. T. Membrane tympanique.
C. T. Caisse du tympan.
B. A. Bourrelet annulaire de Gerlach.
N. J. Ramification intratympanique du nerf de Jacobson.
J. Jugulaire.
IX. Glosso-pharyngien.
X. Pneumogastrique.
XI Spinal.

Le limaçon est sectionné suivant son premier (L. 1) et ses *deux derniers tours de spire* (L. 2. 3.).

Dans l'épaisseur de la paroi osseuse qui les sépare, on peut suivre une des ramifications du *nerf cochléaire* (N. C.).

Dans le premier tour, la *lame spirale* (L. S.) est coupée parallèlement à son axe et sépare la rampe vestibulaire de la rampe tympanique.

Dans les *deux derniers* (L. 2. L. 3.) elle est sectionnée perpendiculairement à ce même axe, de façon qu'elle se trouve en quelque sorte à cheval sur les deux tours : dans la concavité de cet arceau osseux, on distingue en G. S. un des renflements du *ganglion spiral de Corti*.

Dans le troisième tour, la *membrane de Reissner* (M. R.) permet de délimiter le *canal cochléaire* (C. C.) ainsi que les *rampes vestibulaire et tympanique* (R. V. et R. T.).

Dans l'attique, un *méso membraneux* (M. M. M.) prolongeant en avant le col du marteau, commence à ébaucher le cloisonnement de cette cavité et permet déjà de délimiter entre le *marteau* (M.) et sa paroi externe la *cavité de Kretschmann* (C. K.). Entre ce même méso et la voûte temporale, se trouve la *loge postérieure de l'attique* (L. P. A.).

La caisse du tympan affecte, avec la jugulaire et les trois nerfs contenues dans sa gaîne les mêmes rapports que sur les figures précédentes : les mêmes organes y sont désignés par les mêmes lettres.

Fig. 14. — Série B. — *Préparat. n° 27.*

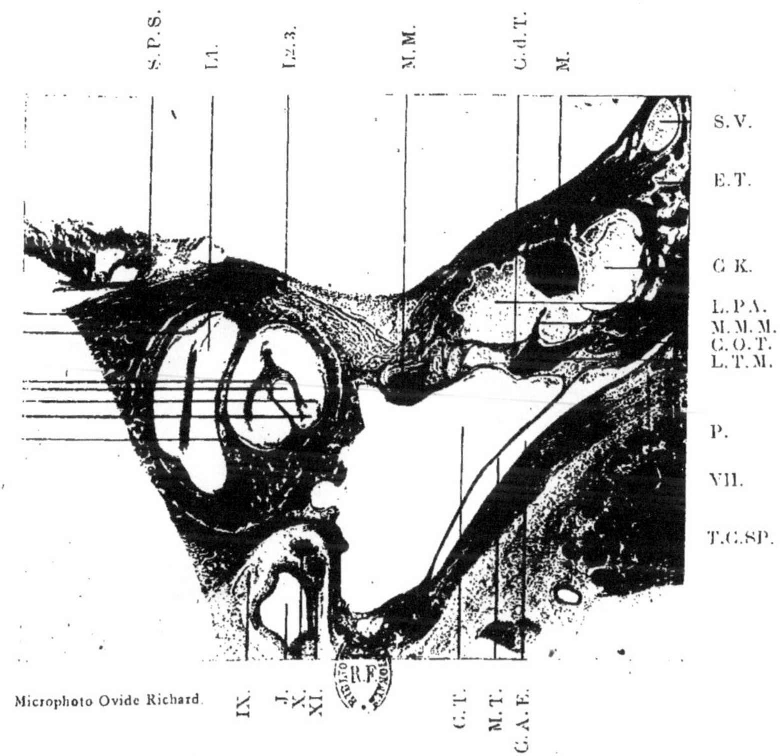

Microphoto Ovide Richard.

L1.L2.L3. Les trois tours de spire du limaçon avec :
L. S. Lame spirale.
L. i. s. Ligament spiral.
R. T. Rampe tympanique.
R. V. Rampe vestibulaire.
M. R. Membrane de Reissner.
C. C. Canal cochléaire.
M. M. Muscle du marteau.
C. d. T. Corde du tympan.
M. Tête du marteau.
S. V. Sinus veineux dure-mérien.
C. K. Cavité de Kretschmann.
L. P. A. Loge postérieure de l'attique.
M. M. M. Meso membraneux reliant le marteau au cadre tympanique (C. O. T.).
L. T. M. Ligament tympano-malléolaire.
P. Glande parotide.
VII. Facial.
C. T. Caisse du tympan.
J. Jugulaire.
IX. X. XI. Les trois nerfs crâniens contenus dans sa gaîne.

Ici *les deux premiers tours de spire* (L. 1 et L. 2) sont confondus, au moins quant à leur *rampe tympanique* (R. T.) : à la base de cette rampe en C. S. L., on aperçoit la *section du crible spiroïde* constitué par la succession des orifices des canaux de Rosenthal, dans lesquels on voit les nerfs qui les traversent. Au contraire les *rampes vestibulaires* (R. V.), ainsi que les *membranes de Reissner* (M. R.), *canaux cochléaires* (C. C.) *ligaments spiraux* (L. S.) de chacun de ces deux tours sont bien individualisés : on les distingue nettement en haut et en bas de la préparation, symétriques par rapport au *troisième tour de spire* (L. 3.).

Ce troisième tour montre avec une suffisante netteté les divers éléments (R'. T'., R'. V'., C'. C'.) propres à la cochlée.

Du côté de l'oreille moyenne, nous assistons à une évolution intéressante. Le muscle du marteau s'est réfléchi sur le *bec de cuiller* (B. C.) et ses fibres tout à l'heure transversales, sont maintenant longitudinales et se jettent sur le tendon du tenseur dont nous voyons l'insertion à la base de la *courte apophyse* (C. A. M.).

Dans l'épaisseur même de ce tendon en C. D. T. nous retrouvons la *corde du tympan*.

Le tegmen tympani s'amincit progressivement : des cloisonnements fibreux divisent la cavité externe de l'attique en deux portions distinctes : l'une supérieure plus grande, *cavité de Kretschmann* (C. K.) l'autre inférieure, plus petite, *poche de Prussak* (L. P.). Cette cavité de Prussak, comblée par du tissu muqueux fœtal non encore resorbé, est limitée en dehors par la *membrane flaccide* de *Schrapnell* (M. F. S.).

En C. M. sous la parotide, apparaît la section du *cartilage de Meckel*.

Fig. 15. — SÉRIE B. — *Préparat. n° 32.*

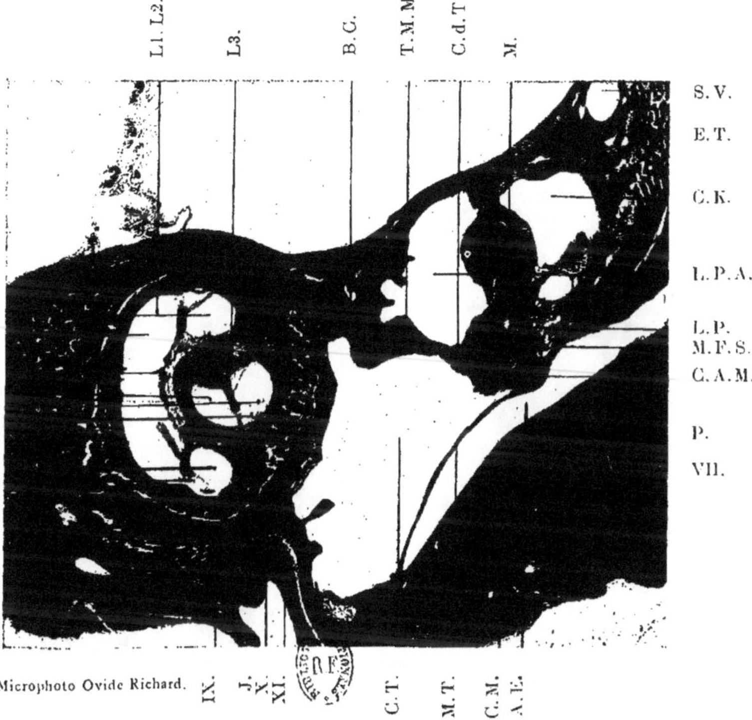

Microphoto Ovide Richard.

L1. L2. L3 Les trois premiers tours de spire de limaçon.
R. V. Rampe vestibulaire.
R. T. Rampe tympanique.
M. R. Membrane de Reissner.
C. C. Canal cochléaire.
C. S. L. Crible spiroïde de la base du limaçon.
B. C. Bec de cuiller.
T. M. M. Tendon du muscle du marteau.
C. d. T. Corde du tympan.
M. Tête du marteau suspendue à la voûte de l'attique par son ligament suspenseur.
S. V. Sinus veineux dure-mérien.
C. K. Cavité de Kretschmann.
L. P. A. Loge postérieure de l'attique.
L. P. Loge de Prussak.
M. F. S. Membrane flaccide de Schrapnell.
C. A. M. Courte apophyse du marteau.
C. M. Cartilage de Meckel.
J. Jugulaire.
IX. X. X. Les trois nerfs crâniens contenus dans sa gaîne.

Ici, nous avons dépassé en arrière la limite postérieure de la jugulaire, mais nous retrouvons les *trois nerfs* (IX, X, XI) qui cheminaient dans sa gaîne et qui commencent à s'engager dans l'orifice du *trou déchiré postérieur* (T. D. P.).

L'échancrure F. P. O. située à lo face postéro-inférieure du rocher représente l'origine de la *fente petro-occipitale.*

Nous rappelons que cette fente suit le bord postéro-inférieur du rocher qu'elle sépare de la région précondylienne de l'occipital, et qu'elle est comme elle dirigée suivant une ligne oblique qui, à la base du crâne, va du trou déchiré antérieur au trou déchiré postérieur.

Le *premier tour de spire du limaçon* (L.1) est ici bien individualisé : les *deux derniers* (L 2. L 3) sont plus ou moins confondus et séparés seulement par une portion commune de *lame spirale* (L. S.) portée sur un notable segment de la *columelle* (C.).

Les coupes horizontales de la série précédente (Série A) nous ont bien montré les rapports de la troisième portion intracrânienne du facial qui se trouvait intéressé à des hauteurs diverses dans la partie verticalement descendante de l'aqueduc de Fallope. Actuellement, la direction verticale des coupes va nous permettre d'intéresser les deux premières portions de son trajet intracrânien.

En VII I, nous apercevons le tronc du *facial* sectionné parallèlement à son axe suivant une longu ur de quelques millimètres, dans la portion de l'aqueduc de Fallope qui fait directement suite au conduit auditit interne (première portion horizontale de Testut, portion labyrinthique de Poirier). Au-dessus du tronc nerveux, une tache noirâtre représente un point d'ossification du plancher fibreux de la fosse temporale.

Dans la caisse, au niveau de l'attique, nous voyons apparaître un nouvel élément, le corps de l'*enclume* (E.) séparé de la tête du *marteau* (M.) par le *ménisque interarticulaire* (M. I.) Bien que la situation respective des deux gros osselets puisse paraître paradoxale, l'examen de la série ininterrompue des coupes à ce niveau permet de se rendre compte que la portion de la tête du marteau qui recouvrait l'enclume est restée en avant du plan de la section : l'enclume est en réalité située sur un plan plus postérieur et plus profond que le marteau.

La *corde du tympan* (C. d. T.) se trouve appliquée contre la face postérieure du manubrium par un petit repli de la muqueuse de la caisse.

T. M. M. représente l'extrémité sectionnée et flottante du *tendon du muscle du marteau* : O. M. l'*ombilic du tympan.*

La fig. 37 permet enfin de se rendre compte des connexions du manubrium avec la membrane tympanique. Elle montre qu'il est tangent à cette membrane à la façon dont une ligne droite le serait à une circonférence c'est-à-dire en laissant de part et d'autre du point de contact un espace formant une sorte d'angle dièdre. La région E. M. T. de la figure que nous appellerons *espace martello-tympanique*, résulte de cet écartement du manche et de la membrane.

Fig. 16. — Série B. — *Préparat. n° 37.*

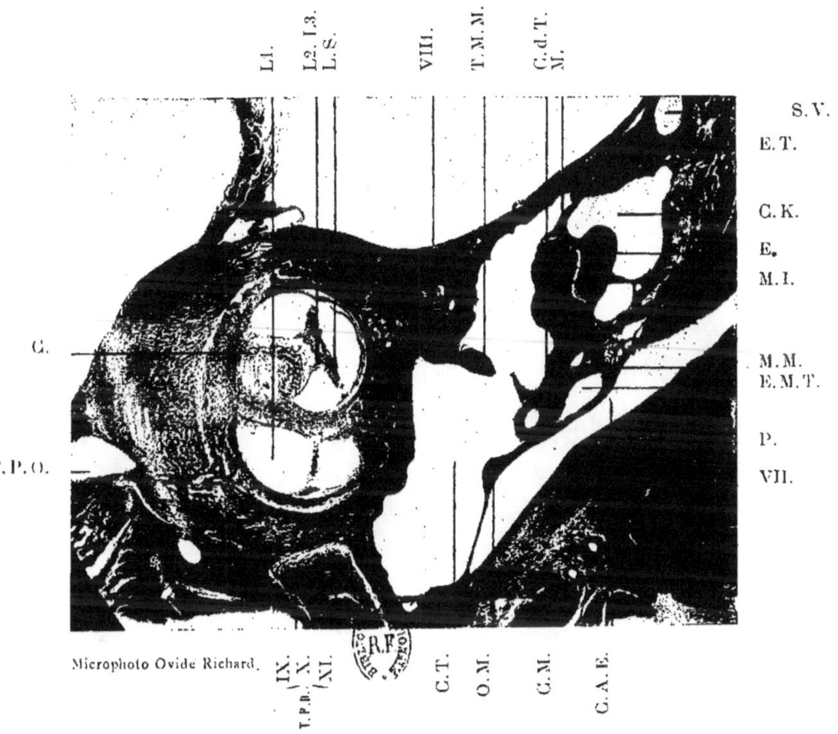

Microphoto Ovide Richard.

L1.L2.L3.	Tours de spire du limaçon.
L. S.	Lame spirale.
C.	Columelle.
F. P. O.	Origine de la fente pétro-occipitale.
VII. 1.	Portion labyrinthique du facial intracrânien.
T. M. M.	Extrémité du tendon du muscle du marteau.
C. d. T.	Corde du tympan.
M.	Tête du marteau.
C. K.	Cavité de Kretschmann.
E.	Tête de l'enclume.
M. I.	Ménisque interarticulaire séparant les deux gros osselets.
M.	Manche du marteau.
E. M. T.	Espace martello-tympanique.
C. M.	Cartilage de Meckel.
O. M.	Ombilic du tympan.
T. D. P.	Trou déchiré postérieur avec :
IX. X. XI.	Les trois paires crâniennes qui s'y engagent.

Nous retrouvons en N. D. T. le *trou déchiré postérieur* avec les *trois nerfs* qui en sortent (IX. X. XI.) et qui sont sectionnés ici suivant leur trajet vertical.

Le limaçon est intéressé suivant ses *deux premiers tours de spire* (L. 1, L. 2). On en distingue, surtout dans le *premier* (L. 1) les divers éléments constitutifs : *rampe vestibulaire* (R. V.) *rampe tympanique* (R. T.). *Membrane de Reissner* (M. R.) *canal cochléaire* (C. C).

La première portion du *facial* se trouve ici sectionnée près de ses deux extrémités : VII 1 passe en un point voisin de l'abouchement de la première partie de l'aqueduc de Fallope dans le fond du conduit auditif interne. G. VII passe à une très petite distance en amont du genou : on y distingue très nettement la superposition des deux branches de la 7e paire : *facial* (VII 1) et *intermédiaire de Wrisberg* (N. I.).

La *cavité de l'attique* (C. A.) se simplifie : parmi les tractus conjonctifs qui unissent le corps de l'*enclume* (E.) au rebord osseux de la caisse, on distingue la *plicature postérieure de v. Tröltsch* (P. P. T.) renfermant dans son épaisseur la *corde du tympan* (C. D. T.).

Sur cette coupe apparaît nettement la disparition du *toit de la caisse* (tegmen tympani) formé par une mince lame osseuse, dont la face supérieure correspond à la dure-mère et la face inférieure, irrégulière, à la cavité de l'attique.

On voit que cette lame osseuse est encore amincie par la présence dans son épaisseur de cellules aériennes qui seront en communication avec la caisse, quand le tissu muqueux fœtal aura disparu. On voit d'autre part des tractus fibreux issus de la face adhérente de la dure-mère pénétrer dans cette même lame osseuse si bien qu'en certains points, ces tractus fibreux traversent complètement la paroi du tegmen et mettent en relation directe la cavité de l'attique avec la dure-mère et les sinus veineux qu'elle renferme.

En M. M. se trouve l'insertion à la membrane tympanique de l'extrémité inférieure du *manubrium*, avec la dépression ombilicale (O. M.).

En S. B. C. saillie osseuse du *bec de cuiller*.

C. O. T. *Cadre osseux tympanique* particulièrement visible au niveau de l'insertion inférieure de la membrane.

Fig. 17. — Série B. — *Préparat. N° 40.*

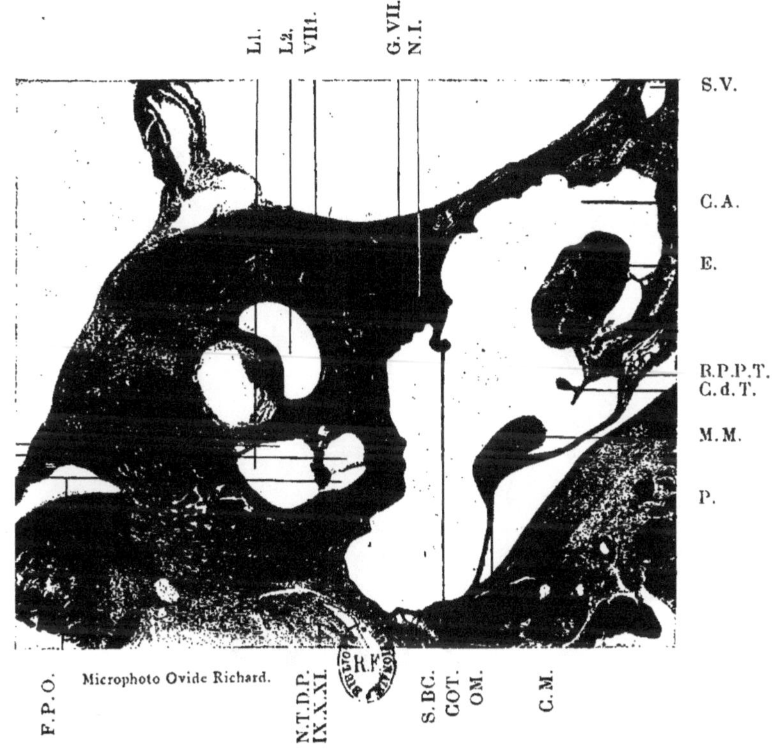

Microphoto Ovide Richard.

L. 1. L. 2. Les deux premiers tours de spire avec :
R. T. Rampe tympanique.
R. V. Rampe vestibulaire.
C. C. Canal cochléaire.
F. P. O. Origine de la fente pétro-occipitale.
VII. I. Origine de la première portion du facial intracrânien.
G. VII. Facial au niveau du genou.
C. A. Cavité de l'attique.
E. Corps de l'enclume.
P. P. T. Plicature postérieure de v. Tröltsch avec :
C. d. T. Corde du tympan.
M. M. Extrémité inférieure du manche du marteau.
C. M. Cartilage de Meckel.
O. M. Ombilic de la membrane tympanique.
C. O. T. Cadre osseux tympanique.
S. B. C. Saillie osseuse du bec de cuiller.
N. T. D. IX. X. XI. Les trois nerfs crâniens du trou déchiré postérieur.

Encore un *tour de spire du limaçon* dont la coque osseuse détermine du côté de la caisse une saillie qui constitue le promontoire. Il montre avec une netteté quasi schématique les divers éléments, désignés par les mêmes lettres que précédemment (R. T. L. S. R. V. etc...).

Immédiatement au-dessus de ce tour de spire, commence à se creuser la *niche osseuse de la fenêtre ovale* (N. F. O.) que surplombe le massif osseux du *facial* (VII. 2).

Au niveau de la face postéro-inférieure du rocher, nous apercevons en C. F. l'ébauche de la *crête falciforme* du fond du conduit qui un peu plus loin va diviser cette cavité en deux fossettes distinctes : l'une supérieure pour la branche vestibulaire de l'auditif, l'autre inférieure pour la branche cochléenne.

Ici cette dernière *fossette, antéro-inférieure* (F. A. I. C. A. I.) est seule bien nettement différenciée : on y trouve en VIII C. une section très irrégulière de la *branche cochléenne de l'auditif.*

Au-dessus de la crête falciforme, la section n'a intéressé que la partie tout antérieure de la fossette supérieure, celle où vient s'amorcer l'origine de l'aqueduc de Fallope dans le fond du conduit auditif.

La fosette vestibulaire, celle qui loge le rameau supérieur de la branche vestibulaire de l'auditif, se trouve un peu en arrière du plan de section : nous la retrouverons dans la coupe suivante (1).

CA. F[1] nous représente donc la *portion toute initiale de l'aqueduc de Fallope*, près de son abouchement dans le conduit auditif interne.

La lumière de ce conduit est nettement visible grâce à un interstice très net qui sépare la première portion du *facial* (VII. 1) de son *périnerve* (P. N. VII.) sectionné très obliquement : à ce niveau le facial vient de se dégager du tronc de l'auditif avec lequel il avait pénétré dans le conduit auditif interne.

La topographie intérieure de la caisse est ici peu modifiée : nous retrouvons la *corde du tympan* (C. d. T.) dans l'épaisseur du *repli postérieur de von Tröltsch.*

L'*enclume* est sectionnée suivant sa *longue apophyse* (L. A. E.) dont l'extrémité inférieure, recourbée en avant, va s'articuler avec la facette correspondante de l'étrier.

F. P. O. Origine de la fente pétro-occipitale.

(1) Se reporter à ce qui a été dit au sujet de la préparat. N° 20. Série A au sujet de la topographie du fond du conduit auditif interne.

Fig. 18. — Série B. — *Préparat. N° 45.*

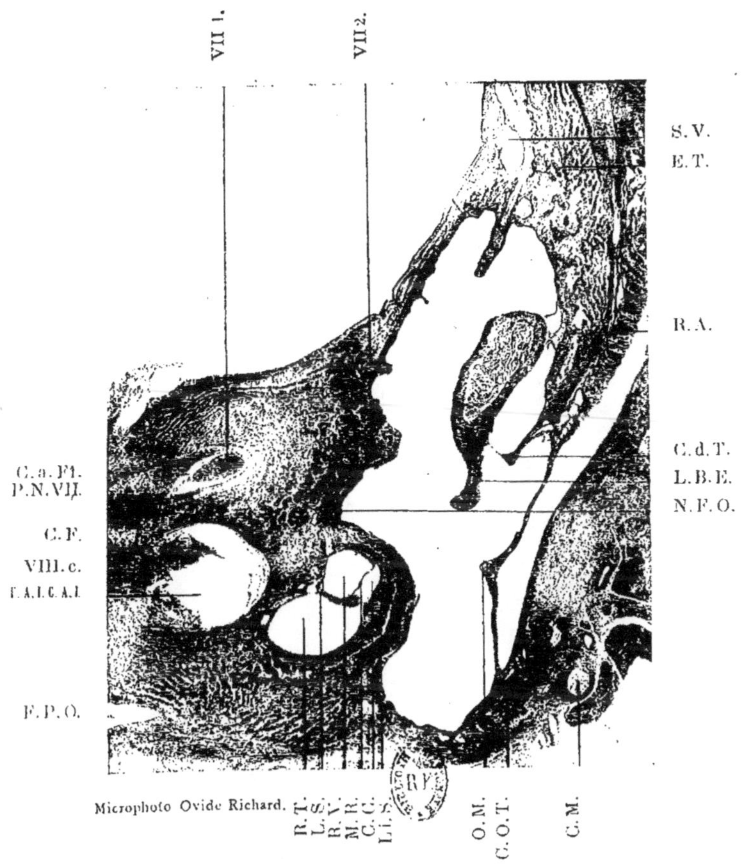

Microphoto Ovide Richard.

F. A. I. C. A. I. Fossette antéro-inférieure du conduit auditif interne, contenant :

VIII. C. Branche cochléenne de l'auditif.

C. F. Ebauche de la crête falciforme du conduit auditif interne.

P. N. VII. Périnerve du nerf facial.

C. A. Fl. Origine de la première portion de l'aqueduc de Fallope.

VII. 1. Facial à l'origine de sa première portion intracrânienne.

VII. 2. Facial sectionné dans sa deuxième portion.

S. V. Sinus veineux dure-mériens.

E. T. Ecaille temporale.

R. A. Rebord externe de l'attique.

C. d. T. Corde du tympan.

L. B. E. Longue branche verticale de l'enclume.

N. F. O. Niche osseuse de la fenêtre ovale.

C. M. Cartilage de Meckel.

C. O. T. Cadre osseux tympanique.

O. M. Ombilic de la membrane tympanique.

Li. S. Ligament spiral. C. C. Canal cochléaire. M. R. Membrane de Reissner.

R. V. Rampe vestibulaire. Li. S. Ligament spiral. R. T. Rampe tympanique.

Cette figure pourrait s'intituler : **Rapports de la fenêtre ovale.**

La bifurcation de l'auditif qui commençait à s'esquisser dans la figure précédente, est ici devenue complète.

La *crête falciforme* (C. F.) du fond du conduit détermine deux fossettes bien distinctes : l'une *postéro-supérieure* (F. P. S.) pour la *branche inférieure du nerf vestibulaire* (VIII V) ; l'autre *antéro-inférieure* (F. A. I.) pour la *branche cochléenne* de l'auditif (VIII C.).

La coque labyrinthique est soulevée par le même tour de spire que précédemment montrant les mêmes éléments.

En outre, le plan de cette figure passant exactement par la fenêtre ovale, a intéressé l'emplacement du *saccule* (S.) qui se trouve directement en contact avec la face labyrinthique de cette fenêtre et qui communique avec la *rampe vestibulaire du limaçon* (R. V.) par le *canalis réuniens de Hensen* qui dessine l'étranglement du vestibule en C. R. H.

Pour ne pas surcharger la figure de lettres et de traits, nous n'y avons pas désigné un à un les divers éléments de l'articulation stapédo-labyrinthique dans la fenêtre ovale : mais son inspection attentive permet de s'en rendre un compte suffisant.

On y voit, entourée par le cadre osseux de la fenêtre, la section de la platine de l'étrier, avec le périoste labyrinthique qui recouvre sa face profonde en passant directement d'un bord à l'autre du cadre.

La fenêtre ovale est directement surplombée par le massif osseux du *facial* (VII 2) : on y voit, sectionnées transversalement, les fibres de sa seconde portion (deuxième portion intracrânienne de Testut, portion tympanique de Poirier) qui se dirige horizontalement du genou vers le seuil de l'aditus, en passant au-dessus de la fenêtre ovale et qui, dans ce trajet, se trouve incluse dans la paroi osseuse, labyrinthique, de la caisse.

Sans vouloir sortir de notre sujet, nous croyons devoir faire remarquer que cette figure est la démonstration en quelque sorte matérielle des grands dangers que court le facial dans un curettage de la caisse : elle est la signature de la recommandation importante formulée par plusieurs auteurs de procéder à ce curettage très prudemment et autant que possible, de bas en haut; la curette se trouvant ainsi déviée au-dessus de la fenêtre ovale par la saillie en dos d'âne déterminée par le labyrinthe sur la paroi profonde de la caisse.

Au-dessous de ce dos-d'âne, qui constitue le promontoire, nous apercevons l'ébauche de la *niche osseuse de la fenêtre ronde* (N. F. R.).

Les divers éléments de l'oreille moyenne sont à peu près ce qu'ils étaient dans la figure précédente.

Le corps de l'enclume est fixé au *rebord externe de l'attique* (R. A.) par son *ligament latéral externe* (L. L. E.).

Sa longue branche est intéressée verticalement dans toute sa hauteur et montre son *extrémité inférieure* recourbée en dedans et s'articulant avec la facette correspondante de l'étrier (A. I. S.)

Fig. 19. — SÉRIE B. — *Préparat. N° 48.*

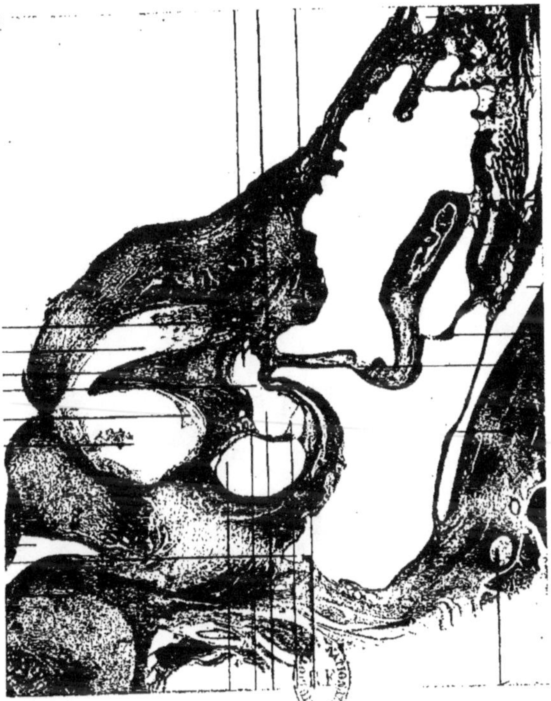

Microphoto Ovide Richard.

C. O. Bloc cartilagineux, non encore ossifié, du condyle de l'occipital.

F. P. O. Fente pétro-occipitale.

F. A. I. C. A. I. Fossette antéro-inférieure (cochléaire) du fond du conduit auditif interne.

VIII. C. Branche cochléaire de l'auditif.

C. F. Crète falciforme du fond du conduit auditif interne.

F. P. S. C. A. I. Fossette postéro-supérieure (vestibulaire) du fond du conduit auditif interne.

VIII. V. Branche vestibulaire de l'auditif.

R.T. Li. S. R. V. M. R. L. S. Eléments d'un tour de spire du limaçon.

S. Place occupée par le saccule au contact avec la fenêtre ovale. Etranglement qui correspond au :

C. A. H. Canalis crâniens de Hensen faisant communiquer le saccule (S.) avec la rampe vestibulaire du limaçon (R. V.).

A. S. L. Articulation stapédo-labyrinthique.

VII. 2. Deuxième portion (tympanique) du facial intracrânien.

L. L. E. Ligament latéral externe de l'enclume.

R. A. Rebord osseux de l'attique.

C. d. T. Corde du tympan contenu dans le repli postérieur de v. Tröltsch.

A. I. S. Articulation incudo-stapédienne.

M. T. Membrane tympanique.

C. M. Cartilage de Meckel.

N. F. R. Niche osseuse de la fenêtre ronde.

La niche de la fenêtre ronde, à peine esquissée sur la figure précédente, est ici complète : dans le fond de cette niche se voit la membrane de la *fenêtre ronde* elle-même (F. R.), qui sépare la caisse du tympan de l'extrémité de la *rampe tympanique* de la base du limaçon (R. T.).

Au-dessus de ce tour de spire sectionné tangentiellement qui aboutit à la fenêtre ronde, nous retrouvons le même tour de spire que sur la figure précédente, déterminant également dans la cavité de la caisse la saillie du promontoire : dans son intérieur nous reconnaissons les éléments constitutifs du limaçon : R. T., R. V. etc.

La *crête falciforme* du fond du conduit auditif (C. F.) commence à s'effacer ; néanmoins, les deux branches de l'auditif (VIII V et VIII C) sont encore très nettes. A l'entrée de la *branche cochléenne* (VIII C) dans la base de la columelle on distingue très nettement les renflements nerveux connus sous le nom de *ganglion de Corti* (G. C.).

M. A. V. représente la *macule acoustique du vestibule.*

C. S. C. S. L'extrémité toute supérieure du *canal semi-circulaire supérieur.*

VIII 2. Le tronc du *facial* sectionné transversalament dans sa deuxième portion horizontale, intratympanique.

S. V. Les *sinus veineux* de la dure-mère.

C. E. T. *Cellules osseuses de l'écaille du temporal.*

C. E. *Corps de l'enclume.*

C. d. T. *Corde du tympan* dans l'épaisseur du *repli postérieur de Tröltsch* : à ce niveau cette membrane va s'insérer jusqu'à l'extrémité inférieure de l'enclume, au niveau de son articulation avec l'étrier (E. A. E.).

S. C. M. Fibres du *sterno cléido-mastoïdien.*

C. M. *Cartilage de Meckel.*

Fig. 20. — Série B. — *Préparat. N° 51.*

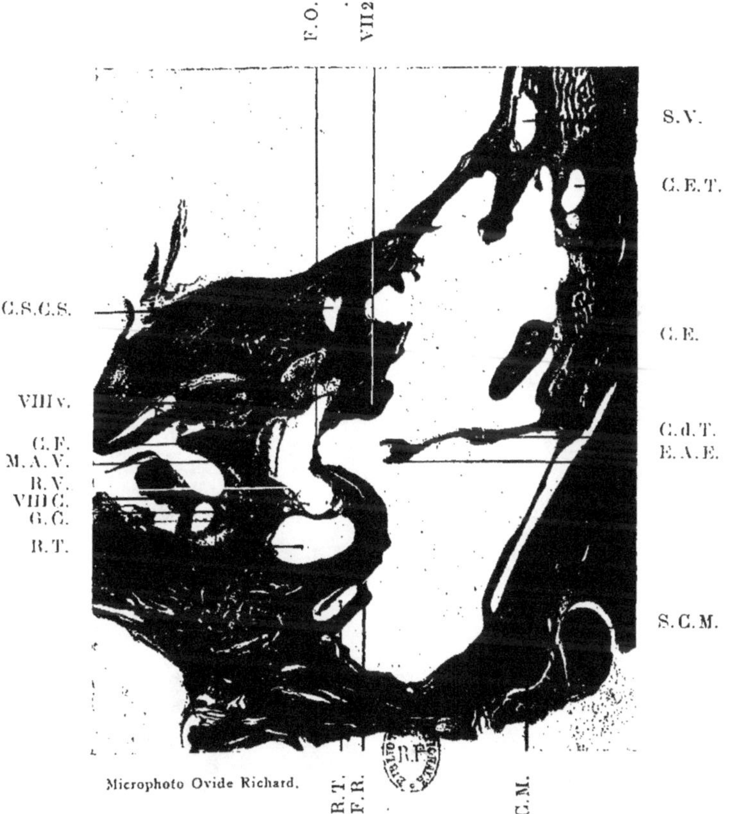

Microphoto Ovide Richard.

F. R. Membrane de la fenêtre ronde, avec :
R. T. Rampe tympanique du limaçon qui y débouche.
C. F. Crète falciforme du conduit auditif interne.
VIII. C. Branche cochléenne de l'auditif.
G. C. Ganglion de Corti.
VIII. V. Branche vestibulaire de l'auditif.
M. A. V. Macule acoustique du vestibule.
C. S. C. S. Section d'une portion verticale du canal semi-circulaire supérieur.
VII. 2. Facial intracrânien dans sa deuxième portion.
F. O. Fenêtre ovale.
C. E. T. Une cellule de l'écaille temporale.
C. E. Corps de l'enclume.
C. d. T. Corde du tympan.
E. A. E. Extrémité articulaire de l'enclume.
S. C. M. Muscle sterno-cleido-mastoïdien.
C. M. Cartilage de Meckel.

Nous retrouvons en IX., X., XI., les *trois paires crâniennes* qui sortent par le trou déchiré postérieur (T. D. P.).

Dans le voisinage immédiat du trou déchiré la section a intéressé également le *trou condylien antérieur* (T. C. A.) par lequel passe obliquement le nerf *grand hypoglosse* (XII.),

F. P. O. représente le *fente pétro-occipitale* dans une bonne partie de son trajet à la base du crâne.

N. F. R. *Niche osseuse de la fenêtre ronde* dont les formations molles ont disparu.

Du *conduit auditif interne* (C. A. I.) nous n'apercevons plus qu'une fossette assez profonde contenant encore quelques éléments nerveux.

C. S. C. S. C. S. C. E. représentent la section du *canal semi-circulaire supérieur* et du *canal semi-circulaire externe*; ils débouchent tous deux dans le *vestibule* (V.) en un point très voisin l'un de l'autre.

A. M. représente l'*antre mastoïdien* très vaste qui n'est séparé des téguments extérieurs que par une lame osseuse très mince recouverte elle-même par les fibres supérieures du *muscle temporal* (M. T.).

On remarquera que, dans la région correspondant à l'aditus, la convexité du canal semi-circulaire externe n'est séparée de la paroi profonde de l'antre et de l'attique que par une mince lamelle osseuse papyracée, et l'on conçoit la nécessité d'agir en cet endroit avec des précautions toute spéciales lorsqu'on crée la brèche osseuse de l'aditus au cours de l'évidement pétro-mastoïdien.

Entre le canal semi-circulaire externe et la *cavité de l'attique* (C. A.) nous retrouvons le massif du *facial* (VII 2.).

Nous retrouvons également la *corde du tympan* (C. d. T.) dans l'épaisseur d'un cloisonnement fibreux de l'étage supérieur de la caisse : ce cloisonnement prolonge en arrière le repli postérieur de Tröltsch.

C. T. *Caisse du tympan.*

S. C. M. Fibres du *sterno-cléido-mastoïdien.*

C. M. *Cartilage de Meckel.*

Fig. 21. — SÉRIE B. — *Préparat. n° 61.*

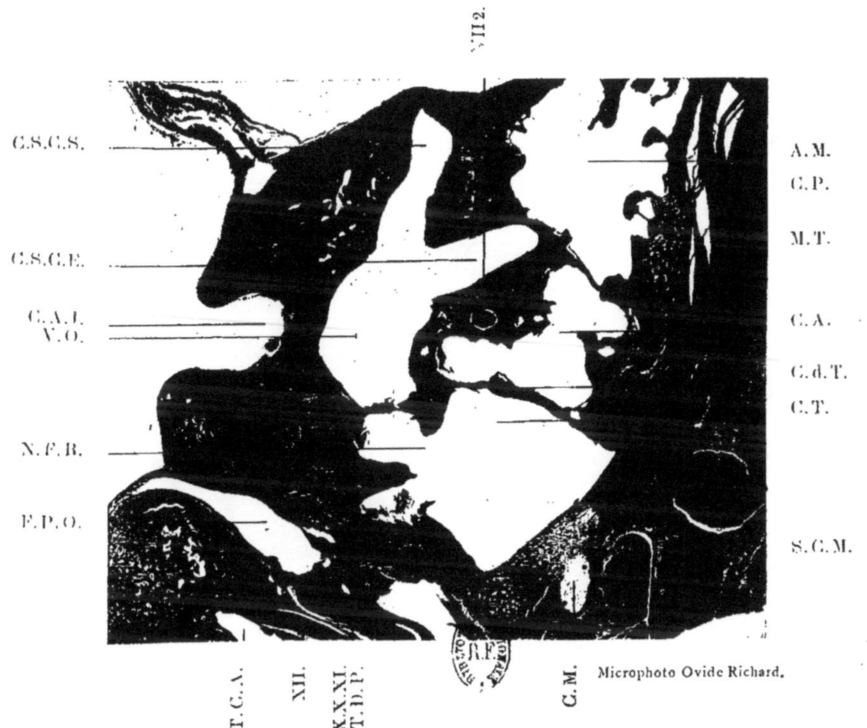

Microphoto Ovide Richard.

T. D. P. Trou déchiré postérieur, avec :
IX. X. XI. Les trois paires crâniennes qui s'y engagent.
T. C. A. Trou condylien antérieur.
XII. Nerf grand hypoglosse.
F. P. O. Fente pétro-occipitale.
N. F. R. Niche de la fenêtre ronde avec sa membrane dans le fond.
V. O. Cavité du vestibule osseux.
C. A. I. Fond du conduit auditif interne.
C. S. C. E. Canal semi-circulaire externe.
C. S. C. S. Canal semi-circulaire supérieur.
VII. 2. Facial intracrânien dans sa deuxième portion.
A. M. Antre mastoïdien.
C. P. Cartilage du pavillon.
M. T. Muscle temporal.
C. A. Cavité de l'attique.
C. d. T. Corde du tympan.
C. T. Caisse du tympan.
S. C. M. Muscle sterno-cléido-mastoïdien.
C. M. Cartilage de Meckel.

Nous retrouvons en N. T. D. P. les nerfs du *trou déchiré postérieur*.

F. R. Dépression osseuse de la *fenêtre ronde* séparée par une lacune osseuse de la paroi du *vestibule osseux* (V. O.).

Dans l'intérieur du vestibule se voit en M. A. V. une *macule acoustique*.

C. A. I. Dépression du *conduit auditif interne* qui s'atténue progressivement : à sa partie inféro-interne, persiste un vertige de la fossette cochléenne.

Des deux canaux semi-circulaires intéressés sur la figure précédente, un seul : le *canal semi-circulaire externe* (C. S. C. E.) montre encore en entier la section d'une de ses branches. Le *canal semi-circulaire supérieur* (C. G. C. S.) n'est plus intéressé qu'au niveau de sa convexité qui soulève à ce niveau la paroi supérieure du rocher.

L'antre mastoïdien (A. M.), la *cavité de l'attique* (C. A.), et la *caisse du tympan* (C. T.) présentent la même disposition topographique respective que sur la figure précédente.

(C. d. T.) *Corde du tympan* cheminant dans l'épaisseur du cloisonnement supérieur de la caisse.

S. C. M. *Muscle sterno-cleido-mastoïdien.*

C. M. *Cartilage de Meckel.*

Fig. 22. — Série B. — *Préparat. n° 62.*

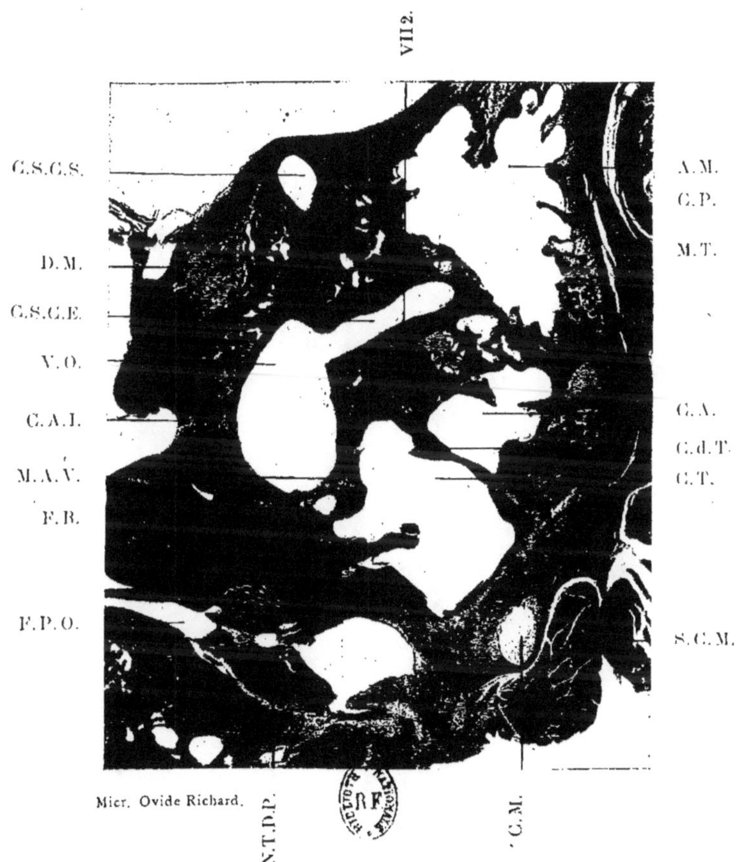

Micr. Ovide Richard.

N. T. D. P.	Nerfs du trou déchiré postérieur.
F. R.	Fenêtre ronde.
M. A. V.	Macule acoustique du vestibule.
C. A. I.	Dépression du conduit auditif interne.
V. O.	Cavité du vestibule osseux.
C. S. C. E.	Canal semi-circulaire externe.
D. M.	Tissu fibreux de la dure-mère.
C. S. C. S.	Canal semi-circulaire supérieur.
VII 2.	Facial dans sa deuxième portion.
A. M.	Antre mastoïdien.
C. P.	Cartilage du pavillon.
M. T.	Muscle temporal.
C. A.	Cavité de l'attique.
C. d. T.	Corde du tympan.
C. T.	Caisse du tympan.
S. C. M.	Fibres du muscle sterno-cléido-mastoïdien.
C. M.	Cartilage de Meckel.

Nous sommes ici dans la région postérieure des cavités de l'oreille moyenne.

La *caisse du tympan* (c. t.) offre des dimensisns très réduites.

Entre elle et la *cavité de l'attique* (c. a.) se trouve une travée osseuse qui n'est que le prolongement postérieur du cloisonnement osseux et du repli postérieur de Tröltsch décrits précédemment. Dans l'épaisseur de cette travée, nous retrouvons la *corde du tympan* (c. d. t.).

En a. m, région postérieure de l'*antre mastoïdien.*

Les *deux canaux semi-circulaires supérieur* (c. s. c. s.) et *externe* (c. s. c. e.) sont intéressés au niveau de leur convexité; dans ce dernier, on voit très nettement un espace endolymphatique entouré d'un espace périlymphatique très clair.

Dans le massif du *facial* (vii 2) et directement au-dessus du nerf, on remarque une masse de tissu muqueux destiné à être résorbé.

v. o. *Cavité osseuse du vestibule.*

c. a. i. Dépression à peine marquée constituant la limite postérieure du *conduit auditif interne*,

b. c. *Bloc cartilagineux* non encore ossifié, dans le tissu compact du rocher.

c. o. *Cellule* osseuse du massif du plancher de la caisse.

s. c. m. Muscle *sterno cléido-mastoïdien.*

n. t. d. p. Nerfs du *trou déchiré postérieur.*

Fig. 23. — Série B. — *Préparat. n° 64.*

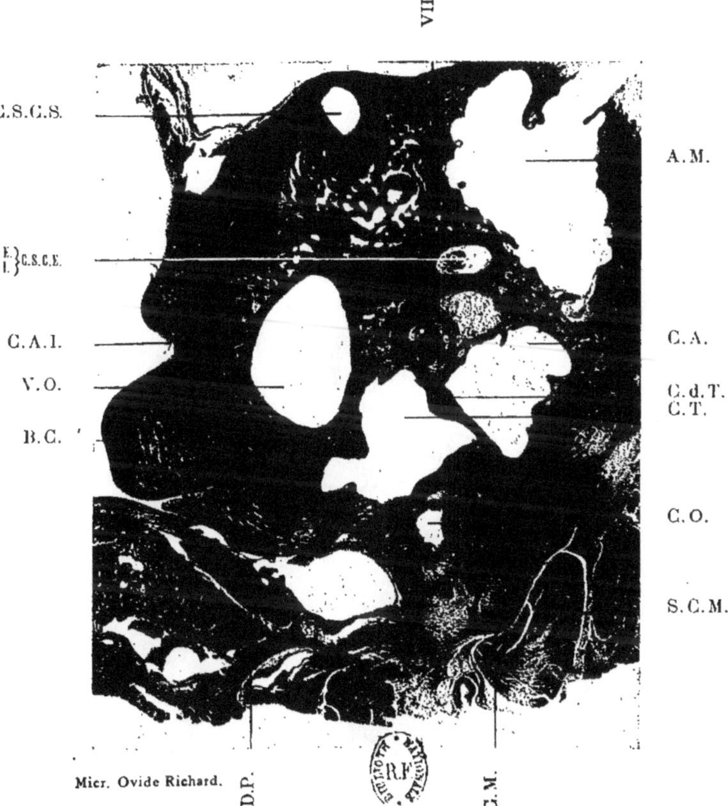

Micr. Ovide Richard.

N. T. D. P. Nerfs du trou déchiré postérieur.
B. C. Bloc cartilaginaux non ossifié.
V. O. Cavité osseuse du vestibule.
C. A. I. Fossette du conduit auditif interne.
C. S. C. E. Canal semi-circulaire externe avec E. E. ses espaces endolymphatiques. — E. P. Ses espaces périlymphatiques.
C. S. C. S. Canal semi-circulaire supérieur.
VII. 2. Facial intracrânien dans sa deuxième portion.
A. M. Antre mastoïdien.
C. A. Cavité de l'attique.
C. d. T. Corde du tympan.
C. T. Caisse du tympan.
C. O. Cellule osseuse.
S. C. M. Fibres du sterno-cléido-mastoïdien.
C. M. Cartilage de Meckel.

TROISIÈME PARTIE

Coupes de l'oreille pratiquées suivant le méridien *sagittal* **du crâne, dans la direction du plan** *vertical.* **(Série C.)**

Les coupes de cette dernière série ont été pratiquées suivant le méridien vertical et sagittal du crâne, dans un plan aussi parallèle que possible à la surface extérieure du temporal.

Il nous a paru logique de procéder de la superficie vers la profondeur. Après avoir orienté le temporal à examiner, nous avons commencé par éliminer les tranches successives qui n'intéressaient de l'oreille que le pavillon et le conduit auditif externe.

La coloration en masse à laquelle cette pièce avait été soumise nous a grandement facilité ce premier travail de sélection.

A partir du point où elles commençaient à intéresser la membrane tympanique et les diverses régions de l'oreille moyenne, les coupes ont été colorées et numérotées comme il a été dit précédemment.

Pour faciliter l'orientation, nous croyons devoir insister sur les points suivants :

1° Le plan de ces coupes est sensiblement parallèle à celui de la surface extérieure du crâne au niveau du méat auditif.

2° Si l'on considère dans son ensemble l'axe de l'appareil transmetteur des sons (conduit auditif externe et caisse du tympan), on se rend compte que sa direction est loin d'être perpendiculaire au plan de la surface extérieure du crâne, mais qu'elle forme avec ce plan un angle obtus ouvert en avant.

En un mot, l'axe de l'oreille est oblique par rapport à la surface crânienne et, par conséquent, par rapport au plan de ces coupes.

Sans la notion de cette obliquité la situation respective des divers éléments de l'oreille dans plusieurs de ces figures pourraient sembler *a priori* paradoxale, et c'est grâce à elle seule que nous pourrons nous rendre un compte exact de leur topographie...

Nous rappelons que le nouveau-né qui fait l'objet de cette étude a respiré quelques heures : aussi ne trouvons-nous plus ici aucune trace de tissu muqueux organisé dans des cavités de l'oreille moyenne.

 Fig. 24. — Série C. — *Préparat. N° 14.*

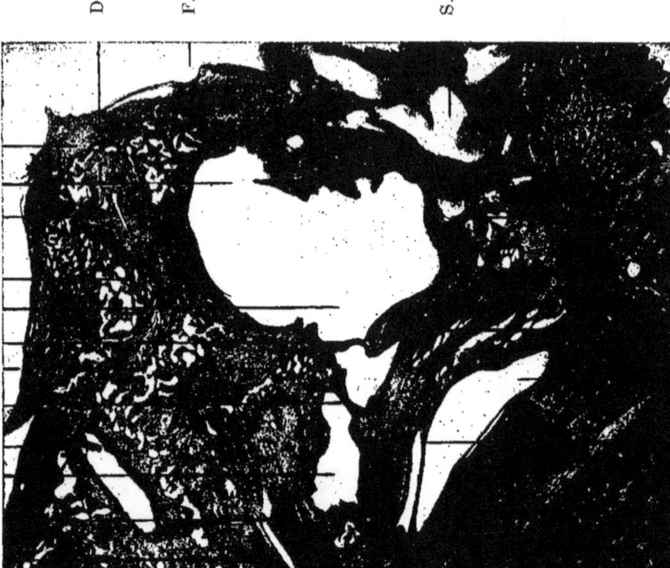

Microphoto Ovide Richard.

A. S. M. Artère stylo-mastoïdienne.
M. E. Fibres du muscle de l'étrier.
VII. 3. Troisième portion intracrânienne, verticalement descendante du facial.
C. T. Caisse du tympan.
C. S. C. P. Canal semi-circulaire postérieur.
S. O. C. Saillie osseuse de la partie inférieure de la caisse.
F. C. Fosse cérébelleuse.
R. M. Repli membraneux reliant l'enclume à la paroi postérieure de la caisse.
C. A. Cavité de l'attique.
T. S. R. Tissu spongieux du rocher.
E. A. M. Ebauche de l'antre mastoïdien.
B. P. S. R. Bord postéro-supérieur du rocher.
D. M. Tissu fibreux de la dure-mère.
F. C. M. Fosse cérébrale moyenne.
S. L. Sinus latéral.
M. Te. Fibres du muscle temporal.
E. T. Ecaille temporale.
T. C. F. T. Tissu cellulaire de la fosse temporale.
C. E. T. Cellules osseuses de l'écaille temporale.
Ad. Aditus.
C. C. Cartilage du conduit.
C. E. Corps de l'enclume.
C. L. C. A. Cellules limitrophes du conduit auditif.
C. A. E. Conduit auditif externe.
P. Lobules glandulaires de la parotide.
T. C. S. P. Tissu cellulaire sous parotidien.
C. O. T. Cadre osseux tympanique.

C'est en raison de l'obliquité ci-dessus signalée, que cette coupe sagittale a pu intéresser en même temps le *conduit auditif externe* (C. A. E.) et les cavités de l'oreille moyenne.

En dedans de la *membrane tympanique* (M. T.) se trouve la *caisse du tympan* (C. T.).

Celle-ci paraît séparée en deux parties par une épaisse colonne osseuse médiane ; mais lorsqu'on examine la série successive des coupes, on se rend compte que ce n'est là qu'une saillie de la paroi de la caisse qui s'amincit progressivement au fur et à mesure qu'on pénètre dans la profondeur.

Sur cette saillie vient s'en arcbouter une autre, désignée en S. O. C. : disons tout de suite que, comme la première, elle s'amincit progressivement et que c'est sur l'arête qui la termine que vient s'insérer par un de ses bords le repli postérieur de von Tröltsch. On sait que ce repli, déjà maintes fois signalé, contient dans son épaisseur la corde du tympan et cloisonne en quelque sorte l'étage inférieur de la caisse.

Au-dessus de cette grande saillie osseuse et toujours dans la cavité tympanique, nous trouvons le *corps de l'enclume* (1) (C. E.) solidement fixé à la paroi par son ligament latéral externe : un petit *repli muqueux* (R. M.) unit l'enclume à la paroi opposée de la caisse.

Au-dessus de l'enclume se trouve la spacieuse *cavité de l'attique* (C. A.) prolongée en arrière et en haut par un petit diverticule qui n'est autre que l'ébauche de l'*antre mastoïdien* (E. A. M.).

Etudions maintenant les rapports extérieurs de la cavité tympanique :

En arrière de l'étage postérieur de la caisse, nous voyons cheminer parallèlement :

1° le *facial* (VII 3) sectionné presque parallèlement à la direction de ses fibres dans la troisième portion, verticalement descendante de l'aqueduc de Fallope, au voisinage du trou stylo-mastoïdien.

2° L'*artère stylo-mastoïdienne* (A. S. M.) dont les parois sont bien nettement différenciées.

3° Quelques fibres du *muscle de l'étrier* (M. E.) On sait que ce petit muscle suit un canal osseux dont la direction est à peu près parallèle à celle de l'aqueduc de Fallope et que son tendon terminal se réfléchit à angle droit dans le canal de la pyramide pour aller s'insérer à l'étrier.

En arrière de ces trois organes, nous trouvons dans le *tissu*

(1) C'est encore la notion de l'obliquité du plan de ces coupes par rapport à l'axe de l'oreille, qui nous explique comment nous pouvons trouver l'enclume sur un plan plus superficiel que le marteau.

spongieux du rocher (T. S. R.) une section partielle du *canal semi-circulaire postérieur* (C. S. C. P.).

La surface extérieure du rocher est entourée d'une épaisse coque fibreuse qui n'est autre que la *dure-mère* (D. M.). Cette surface extérieure répond en haut à la *fosse cérébrale moyenne* (F. C. M.), en arrière à la *fosse cérébelleuse* (F. C.), ces deux régions se continuant l'une avec l'autre au niveau du *bord postéro-supérieur du rocher* (B. P. S. R.).

Dans le tissu spongieux du rocher, et au voisinage de ce bord postéro-supérieur, se voit un volumineux *noyau cartilagineux*, non encore ossifié (N. C.).

E. T. représente la section de *l'écaille osseuse du temporal ;* recouverte par quelques fibres du *muscle temporal* (M. TE).

Le tissu osseux de l'écaille est fortement aréolaire, surtout au voisinage de sa jonction avec la paroi de l'attique et dans cette région nous retrouvons ces cavités osseuses, plus ou moins spacieuses, décrites sous le nom de *cellules de l'écaille* (C. E. T.).

Cette figure nous permet de nous rendre compte de la disposition d'autres cellules du temporal, bien autrement intéressantes que celle de l'écaille. Nous voulons parler de celles qui sont en rapport immédiat avec la face postéro-supérieure du conduit auditif externe et qui sont appelées pour cette raison *cellules limitrophes du conduit.*

Elles se trouvent désignées en C. L. C. A.

La simple inspection de cette figure fait comprendre le mécanisme pathogénique de l'abaissement de la paroi postéro-supérieure du conduit, au cas de rétention purulente dans les cavités mastoïdiennes. On connaît la haute valeur clinique de ce signe dans la diagnostic de la mastoïdite vraie.

La surface externe de l'écaille temporale est séparée des téguments par le *tissu cellulaire de la fosse temporale* (T. C. F. T.).

Dans l'angle dièdre que forme la fosse cérébrale moyenne avec la face interne de l'écaille temporale, la dure-mère est creusée de grandes lacunes irrégulières qui ne sont autre chose que les cavités du *sinus latéral* (S. L.) intéressé au niveau du coude qui unit sa portion horizontale à sa portion verticale.

En C. C. se trouve la section d'un *cartilage de la paroi inférieure du conduit.*

C. A. E. *Conduit auditif externe.* M. T. *membrane tympanique* sectionnée obliquement près de son insertion.

C. O. T. C' O' T' *Cadre osseux tympanique* sectionné aux deux extrémités d'un même diamètre.

P. Lobules glandulaires de la *parotide* séparés du conduit par le *tissu cellulaire sous-parotidien* (T. C. S. P.).

Cette coupe diffère très peu de la précédente : les mêmes éléments y sont désignés par les mêmes lettres et pour éviter des redites, nous prions le lecteur de se reporter à sa légende...

On remarquera que le *facial* (VII 3) et l'*artère stylo-mastoïdienne* qui l'accompagne (A. S. M.) sont ici intéressés plus obliquement par rapport à leur surface de section. Celle-ci est en effet beaucoup moindre.

Le *canal semi-circulaire postérieur* (C. S. C. P.) nous montre encore une bonne partie du trajet d'une de ses branches : le *canal semi-circulaire externe* (C. S. C. E.) est sectionné au voisinage de sa convexité.

La *saillie osseuse* (S. O. C.) qui cloisonnait horizontalement l'étage inférieur de la caisse persiste avec les mêmes caractères : par contre le repli muqueux qui unissait le *corps de l'enclume* (C. E.) à la paroi profonde de celle-ci, a totalement disparu.

Par suite d'une saillie plus marquée en dedans de la paroi toute supérieure des cavités de l'oreille moyenne, le rétrécissement qui représente *l'aditus* (AD.) s'accentue quelque peu : la *cavité de l'attique* (C. A.) persiste très spacieuse, tandis que celle de l'*antre mastoïdien* (E. A. M.) reste rudimentaire.

Les cellules osseuses de l'écaille du temporal (C. E. T.) présentent à peu près le même aspect que sur la figure précédente : par contre les cellules limitrophes du conduit auditif externe sont beaucoup moins étendues : juste en face d'elles, on constate en D. C. M. un *décollement partiel du conduit membraneux*, probablement survenu accidentellement au cours des manipulations et réalisant une sorte de ptose artificielle de la paroi supérieure du conduit.

Fig. 25. — Série C. — *Préparai. N° 16.*

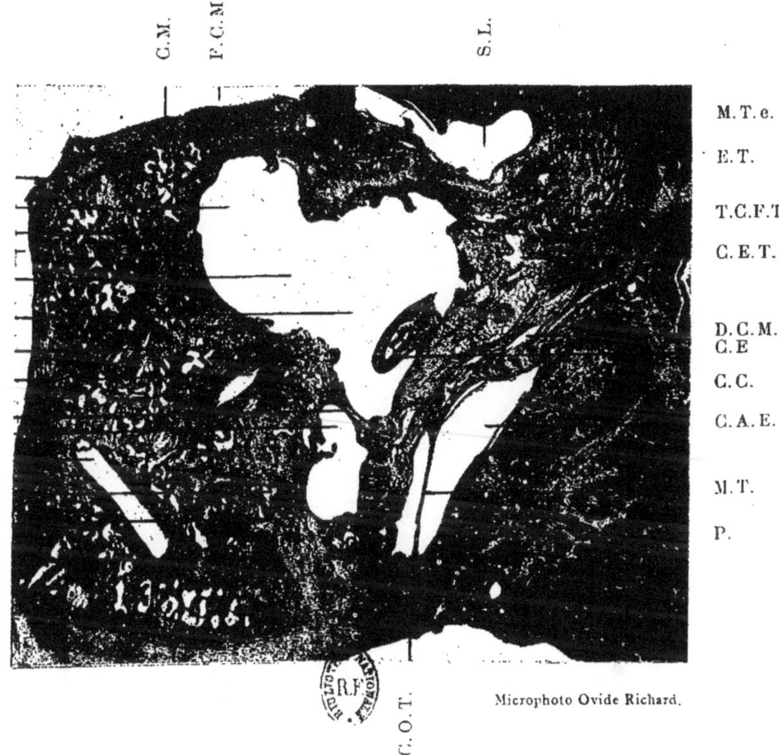

Microphoto Ovide Richard.

M. E. Muscle de l'étrier.
A. S. M. Artère stylo-mastoïdienne.
VII. 3. Facial dans sa troisième portion intracrânienne.
C. S. C. P. Canal semi-circulaire postérieur.
C. T. Caisse du tympan.
S. O. C. Saillie osseuse de la partie inférieure de la caisse.
C. S. C. E. Canal semi-circulaire externe.
T. S. R. Tissu spongieux du rocher.
C. A. Cavité de l'attique.
Ad. Aditus.
N. C. Noyau cartilagineux du rocher.
E. A. M. Ebauche de l'antre mastoïdien.
D. M. Dure-mère.
F. C. M. Fosse cérébrale moyenne.
S. L. Sinus latéral.
M. TE. Muscle temporal.
E. T. Ecaille du temporal.
T. C. F. T. Tissu cellulaire de la fosse temporale.
C. E. T. Cellules de l'écaille temporale.
D. C. M. Décollement du conduit membraneux.
C. C. Cartilage du conduit.
C. A. E. Conduit auditif externe.
M. T. Membrane tympanique.
P. Parotide.

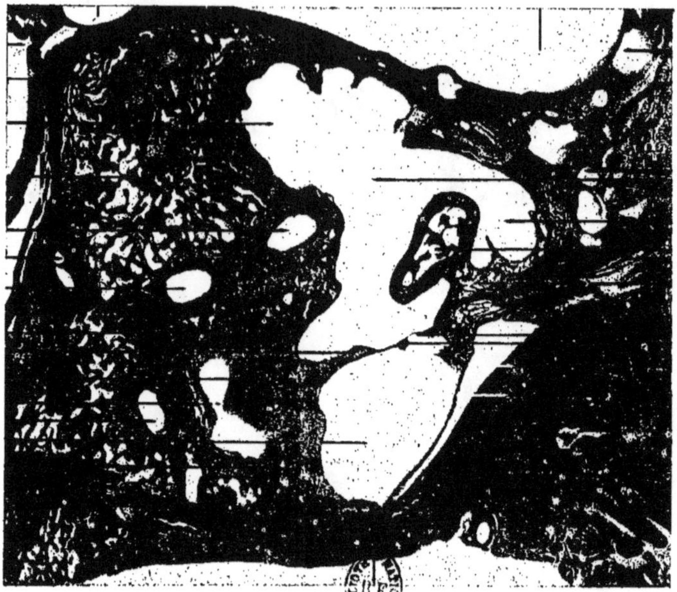

S.P.S.
D.M.
F.C.M.

F.C.
N.C.
E.A.M.
T.S.R.
C.S.C.E.
C.S.C.P.
C'S'C'E'
VII 2.
R.P.T.
M.E.
V.O.
C'S'C'P'
C.T.
VII 3.

S.V.
E.T.
C.E.T.
A.d.
E.C.K.
C.E.
L.L.E.
R.P.T.
C.d.T.
C.A.E.
M.T.
P.
P.I.C.C.
T.C.S.P.

Microphoto Ovide Richard.

VII. 3. Troisième portion du facial intracrânien.
C. T. Caisse du tympan.
C. S. C. P. C' s' c' P'. Canal semi-circulaire postérieur sectionné en deux endroits.
V. O. Vestibule osseux.
M. E. Muscle de l'étrier.
R. P. T. Repli postérieur de Tröltsch.
VII. 2. Facial sectionné dans la deuxième portion, tympanique, de son trajet intracrânien.
C. S. C. E. C' s' c' E'. Canal semi-circulaire externe sectionné en deux endroits.
T. S. R. Tissu spongieux du rocher.
E. A. M. Ebauche de l'antre mastoïdien.
N. C. Noyau cartilagineux du rocher.
F. C. Fosse cérébelleuse.
S. P. S. Sinus pétreux supérieur.
D. M. Tissu fibreux de la dure-mère.
F. C. M. Fosse cérébrale moyenne.
S. V. Sinus veineux dure-mériens.
E. T. Ecaille temporale.
C. E. T. Cellules de l'écaille temporale.
Ad. Aditus.
E. C. K. Ebauche de la cavité de Kretschmann.
C. E. Corps de l'enclume.
L. L. E. Ligament latéral externe de l'enclume.
R. P. T. Repli postérieur de Tröltsch.
C. d. T. Corde du tympan.
C. A. E. Conduit auditif externe.
P. I. C. C. Paroi inférieure, cartilagineuse, du conduit.
T. C. S. P. Tissu cellulaire sous-parotidien.
C. O. T. Cadre osseux tympanique.

Le tronc du *facial* (VII 3) est encore intéressé obliquement, dans sa troisième portion, au voisinage du trou stylo-mastoïdien : nous voyons de plus la section tranversale de sa *deuxième portion* ou portion tympanique (VII 2) dans son trajet à la face profonde de la paroi labyrinthique de la caisse.

Les fibres du *muscle de l'étrier* (M. E.) ont changé de direction : nous sommes en effet au voisinage du point où elles vont se jeter sur leur tendon terminal qui se réfléchit horizontalement dans le canal osseux de la pyramide.

En arrière du muscle de l'étrier apparaissent les cavités du *vestibule osseux* (V. O.).

La colonnette osseuse qui sur les deux figures précédentes semblait cloisonner la caisse du tympan, a complètement disparu : c'est ce que le plan de la présente coupe a dépassé la limite de la saillie dont cette colonnette représentait la section.

La saillie osseuse (S. O. C.) qui, sur les deux mêmes figures, cloisonnait horizontalement l'étage inférieur de la caisse, s'est modifiée de son aspect : elle ne persiste qu'à l'état d'un éperon inséré à la paroi profonde de la caisse et dans le reste de son étendue, elle a fait place au *repli postérieur de von Tröltsch* (R. P. T.) tendu horizontalement entre elle et le pourtour du cadre osseux tympanique, au niveau de la région supérieure de ce dernier.

L'examen de la série des coupes permet donc de se rendre compte que le ligament postérieur de von Tröltsch s'insère aux parois de la caisse suivant le bord libre d'une arête osseuse qui fait dans l'intérieur de la caisse une saillie notable.

Dans l'épaisseur du repli membraneux de von Tröltsch, nous retrouvons la *corde du tympan* (C. d. T.) à laquelle, nous l'avons vu, ce repli sert en quelque sorte de méso dans son trajet intra-tympanique.

Le *canal semi-circulaire postérieur* (C. S. C. P. C'S'C'P') et le *canal semi-circulaire externe* (C. S. C. E. C'S'C'E') sont tous deux sectionnés aux deux extrémités d'une de leurs branches.

La convexité de ce dernier détermine du côté de la caisse une saillie assez marquée qui contribue à rendre plus étroit l'isthme représenté par l'*aditus* (A. d.) entre la cavité de l'*attique* (C. A.) et l'*ébauche de l'antre mastoïdien* (E. A. M.).

Au niveau du bord postéro-supérieur du rocher, nous voyons la cavité du *sinus pétreux supérieur* (S. P. S.) se creuser dans le tissu fibreux de la *dure-mère* (D. M.).

A la face profonde de l'*écaille temporale* (E. T.), la dure-mère est parcourue par des *sinus veineux* assez larges (S. V.) ; au niveau de cette écaille, le tissu osseux est creusé de *cellules* très spacieuses (C. E. T.).

Le *corps de l'enclume* (C. E.) remplit à peu près complètement la cavité de l'attique : le diverticule qui s'insinue entre cet osselet et la paroi externe de l'attique constitue l'ébauche de la *cavité de Kretschmann* (E. C. K.).

Le corps de l'enclume est loin d'être complètement ossifié : il est constitué par une mince coque de tissu compact, de l'intérieur de laquelle rayonnent des travées osseuses interceptant dans leurs mailles du tissu muqueux transparent.

L'enclume est fixée au pourtour de la marge tympanique par son *ligament latéral externe* (L. L. E.).

Le *conduit auditif externe* (C. A. E.) et la *membrane tympanique* (M. T.) sont intéressés verticalement dans une bonne partie de leur hauteur.

La *glande parotide* (P.) est en rapport profondément avec la *paroi inférieure, cartilagineuse, du conduit* (P. I. C. C.) par l'intermédiaire du *tissu cellulaire sous-parotidien* (T. C. S. P.).

Nous ne retrouvons plus ici la troisième portion du nerf facial; cette coupe passe en effet en arrière du massif osseux qui loge sa portion descendante. Dans la région correspondante elle a intéressé les cavités du *vestibule osseux* (v. o.), à l'endroit où elles entrent en connexion avec la cavité tympanique par l'intermédiaire de la rampe tympanique du limaçon et de la fenêtre ronde. Les formations molles de celle-ci ont disparu accidentellement au cours des manipulations et l'on ne voit plus que sa *niche osseuse* (n. f. r.) au point où devrait s'insérer la membrane.

La *deuxième portion tympanique du facial* (vii 2) nous apparaît sectionnée transversalement au sein d'un bloc fibro-cartilagineux, fortement aréolaire, qui détermine du côté de la caisse une saillie assez marquée.

Dans le *tissu spongieux du rocher* (t. s. r.), nous retrouvons les doubles sections du *canal demi-circulaire postérieur* (c. s. c. p.) et du canal *semi-circulaire externe* (c. s. c. e.).

Au niveau du bord postéro-supérieur du rocher, le *sinus pétreux supérieur* (s. p. s.) nous montre une paroi supérieure d'une excessive ténuité.

La base de l'*écaille du temporal* (e. t.) est creusée de vastes *cellules osseuses* (c. e. t.).

Le *corps de l'enclume* (c. e.) nous apparaît encore fixé à la marge tympanique par son *ligament latéral externe* (l. l. e.) : au-dessus de cet osselet, entre lui et la marge tympanique, nous retrouvons le diverticule appelé *cavité de Kretschmann* (c. k.).

c. o. t., c'. o'. t'. représentent la section du *cadre osseux tympanique*, aux deux extrémités d'un même diamètre.

Le marteau est intéressé au niveau de son col et de l'origine de son manche. On distingue très nettement du côté du conduit auditif la saillie de sa *courte apophyse* (c. a. m.). — La *membrane flaccide de Schrapnell* (m. f. s.) s'étend verticalement de cette courte apophyse au rebord du cadre tympanique et délimite extérieurement ce diverticule des cavités de l'attique appelé *poche de Prüssak* (p. p.). Sur la présente figure, cette poche est comblée par du tissu muqueux.

De l'intervalle qui sépare l'enclume du marteau, nous voyons se dégager le *repli postérieur de von Trölstch* (r. p. t.) avec la *corde du tympan* (c. d. t.) dans son épaisseur.

Dans l'espace qui sépare la *parotide* (p.) de la *paroi inférieure, cartilagineuse, du conduit* (p. i. c. c.) nous trouvons en plein tissu cellulaire la section transversale du *canal de Sténon* (c. s. t.) qui se dirige d'arrière en avant vers son orifice intra-buccal.

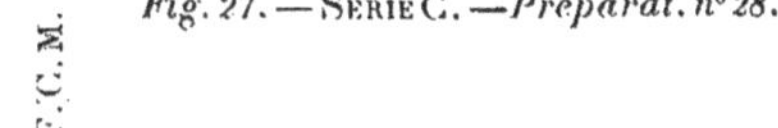

Fig. 27. — Série C. — *Préparat. n° 28.*

S.P.S. D.M. F.C.M.

N.C.
E.A.M.
C.A.
T.S.R.
C.S.C.E.
C.S.C.P.
C'S'C'E'
VII 2.
V.O.
C'S'C'P'

S.V.
E.T.
C.E.T.
C.K.
C.E.
L.L.E.
C'O'T'
P.P.
M.F.S.
C.d.T.
C.A.M.
C.A.E.
M.T.
P.I.C.C.
C.St.
P.

N.F.R. C.O.T.

Microphoto Ovide Richard.

N. F. R. Niche osseuse de la fenêtre ronde.
c' s' c' p' c. s. p. c. Canal semi-circulaire postérieur.
v. o. Vestibule osseux.
c' s' c' e' c. s. c. e. Canal semi-circulaire externe.
c. a. Cavité de l'attique.
n. c. Noyau cartilagineux du rocher.
e. a. m. Ebauche de l'antre mastoïdien.
s. p. s. Sinus pétreux supérieur.
d. m. Dure-mère.
f. c. m. Fosse cérébrale moyenne.
s. v. Sinus veineux dure-mérien.
c. e. t. Cellules osseuses de l'écaille temporale.
c. k. Cavité de Kretschmann.
c. e. Corps de l'enclume.
l. l. e. Ligament latéral externe de l'enclume.
c. o. t. c' o' t'. Cadre osseux tympanique aux deux extrémités d'un même diamètre.
p. p. Poche de Prüssak.
m. f. s. Membrane flaccide de Schrapnell.
c. d. t. Corde du tympan.
c. a. m. Courte apophyse du marteau.
c. a. e. Conduit auditif externe.
m. t. Membrane tympanique.
p. i. c. c. Paroi inférieure cartilagineuse du conduit.
c. St. Canal de Sténon.
p. Parotide.

Nous retrouvons dans le bloc osseux du rocher les mêmes éléments que dans la figure précédente : *canal semi-circulaire postérieur* (C. S. C. P., C' S' C' P'), deuxième portion du *facial* (VII 2) cavité du *vestibule osseux* (V. O.) *niche osseuse de la fenêtre ronde* (N. F. R.). avec les mêmes rapports topographiques respectifs que précédemment.

C'est au niveau de l'attique que la cavité de la caisse se modifie. De l'enclume, nous n'apercevons plus que la partie inférieure de son corps et sa *longue branche verticale* (L. B. V. E.). La *tête du marteau* (T. M.) solidement fixée à la voûte par son épais ligament suspenseur comble à peu près complètement la portion de la cavité de l'attique dénommée : logette des osselets.

Entre le marteau et l'enclume, nous apercevons la projection du *ménisque interarticulaire* (M. I.).

Entre la marge tympanique et la tête du marteau persiste un espace libre qui n'est autre que le prolongement antérieur de la *cavité de Kretschmann* (C. K.).

La partie supérieure du *cadre osseux tympanique* (C' O' T') sépare bien nettement cette cavité de Kretschmann de la *poche de Prussak* (P. P.). Comme on le voit, celle-ci, encore comblée par du tissu muqueux, se trouve limitée en dehors par la *membrane flaccide de Schrapnell* (M. F. S.) et en dedans par la portion supérieure du *manubrium* (M. M.)

Le repli postérieur de von Tröltsch se dirige obliquement en arrière vers la *longue branche verticale de l'enclume* (L. B. V. E.) et montre dans son intérieur la *corde du tympan* (C. d. T.).

Dans la *parotide* (P.) nous retrouvons la section du *canal de Sténon* (C. st.)

Fig. 28. — SÉRIE C. — *Préparat. n° 31.*

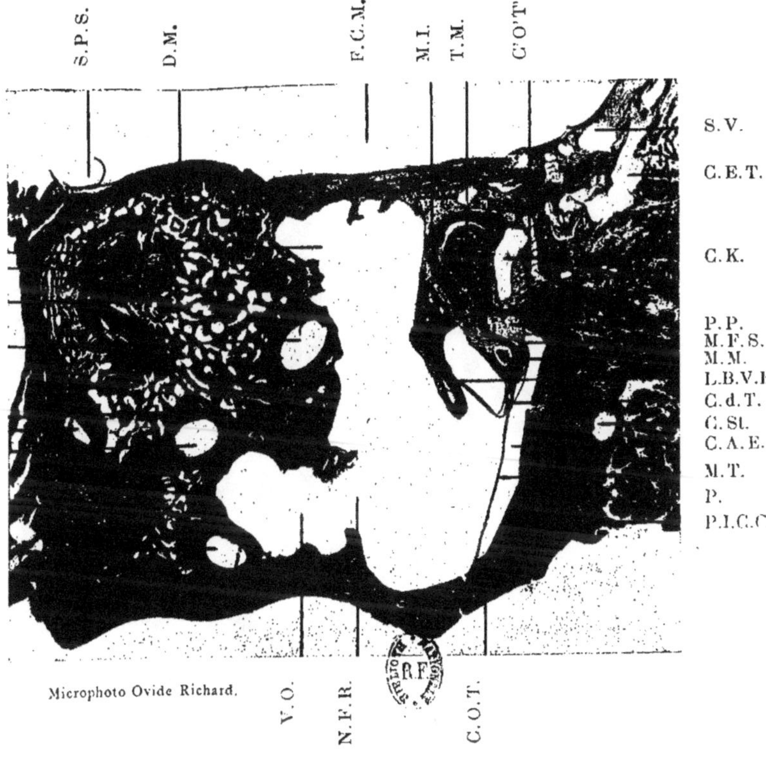

Microphoto Ovide Richard.

N. F. R. Niche osseuse de la fenêtre ronde.
V. O. Vestibule osseux.
C. S. C. P. C' S' C' P'. Canal semi-circulaire postérieur.
C. S. C. E. C' S' C' E'. Canal semi-circulaire externe.
T. S. R. Tissu spongieux du rocher.
B. C. Bloc cartilagineux du rocher.
C. A. Cavité de l'attique.
S. P. S. Sinus pétreux supérieur.
D. M. Tissu fibreux de la dure-mère.
F. C. M. Fosse cérébrale moyenne.
M. I. Ménisque interarticulaire.
T. M. Tête du marteau.
C. K. Cavité de Kretschmann.
C. O. T. C' O' T'. Cadre osseux tympanique.
S. V. Sinus veineux.
C. E. T. Cellules de l'écaille temporale.
P. P. Poche de Prüssak.
M. F. S. Membrane flaccide de Schrapnell.
M. M. Manche du marteau.
L. B. V. E. Longue branche verticale de l'enclume.
C. d. T. Corde du tympan.
C. St. Canal de Sténon.
C. A. E. Conduit auditif externe.
M. T. Membrane tympanique.
P. Parotide.
P. I. C. C. Paroi inférieure, cartilagineuse, du conduit.

Cette coupe nous donne une vue en quelque sorte synthétique des trois canaux semi-circulaires.

Le *canal semi-circulaire postérieur* (c. s. c. p. c'. s'. c'. p'.) est sectionné aux deux extrémités d'une de ses branches : dans son intérieur on distingue nettement des espaces endolymphatiques et périlymphatiques.

Le *canal semi-circulaire externe* (c. s. c. e. c'. s'. c'. e'.) présente au milieu de sa section un étranglement au niveau duquel ses deux branches se continuent l'une avec l'autre.

Quant au canal *semi-circulaire supérieur* (c. s. c. s.), nous ne voyons qu'une partie de son trajet, dont la convexité détermine un soulèvement de la face supérieure du rocher.

La saillie très marquée déterminée par le *promontoire* (pr.) du côté de la caisse accentue les deux dépressions de la *fenêtre ronde* (n. f. r.) et de la *fenêtre ovale* (n. f. o.) situées : la première au-dessous, la seconde au-dessus d'elle.

La section de la deuxième portion intracrânienne du *facial* (vii 2) est, non plus transversale, mais légèrement oblique : nous sommes en effet au voisinage du point où cette portion va se couder à angle droit pour se continuer avec la première portion (portion labyrinthique) du nerf.

La *cavité de l'attique* (c. a.), assez spacieuse, est dépourvue d'osselets.

L'*écaille temporale* (e. t.) est intéressée dans sa région la plus profonde : entre sa face inférieure et le tissu cellulaire de la loge parotidienne se trouve le *tissu cellulaire de la fosse zygomatique* (t. c. f. z.).

La *corde du tympan* (c. d. t.) est sortie de la cavité tympanique: nous la retrouvons dans son canal osseux antérieur d'où elle se dirige à travers le sphénoïde vers son anastomose avec le nerf lingual.

Dans le tissu cellulaire parotidien, se voit la section de l'extrémité du *canal de Sténon* (c. st).

Enfin l'insertion à la membrane tympanique de l'extrémité du *manubrium* (m. m.) détermine du côté du *conduit auditif externe* (c. a. e.) la *dépression ombilicale* (om.).

Fig. 29. — Série C. — *Préparat. N°39.*

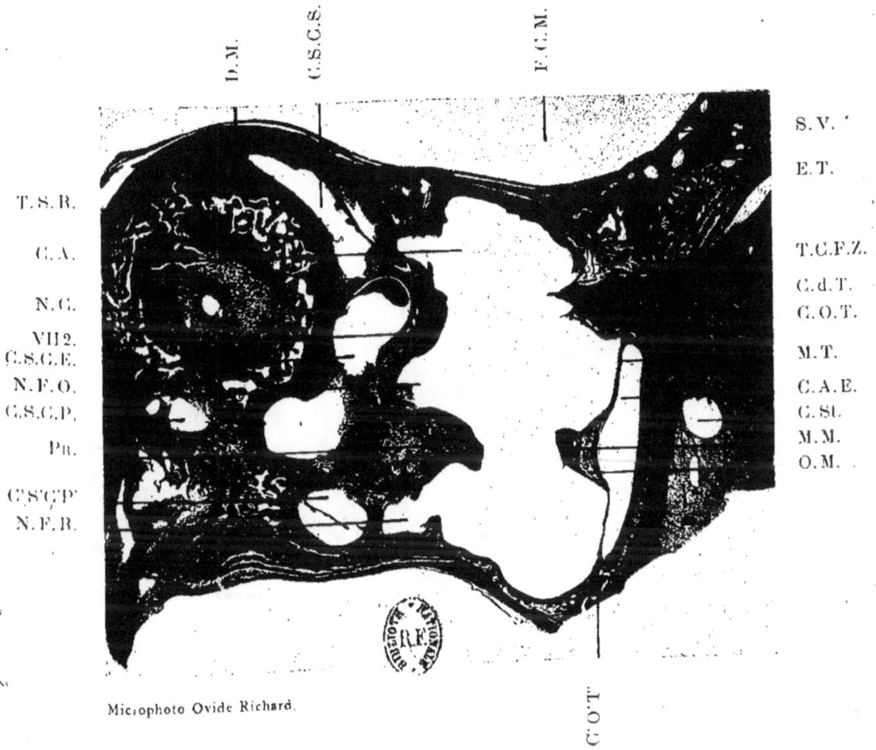

D.M. C.S.C.S. F.C.M.

T.S.R. C.A. N.C. VII 2. C.S.C.E. N.F.O. C.S.C.P. PR. C'S'C'P' N.F.R.

S.V. E.T. T.C.F.Z. C.d.T. C.O.T. M.T. C.A.E. C.St. M.M. O.M.

C'O'T'

Microphoto Ovide Richard.

N. F. R. Niche osseuse de la fenêtre ronde,
C' S' C' P' C. S. C. P. Canal semi-circulaire postérieur sectionné en deux points.
PR. Saillie du promontoire.
N. F. O. Niche osseuse de la fenêtre ovale.
C. S. C. E. Canal semi-circulaire externe.
VII. 2. Facial dans la deuxième portion de son trajet intracrânien.
N. C. Noyau cartilagineux du rocher.
T. S. R. Tissu spongieux du rocher.
D. M. Tissu fibreux de la dure-mère.
C. A. Cavité de l'attique.
C. S. C. S. Canal semi-circulaire supérieur.
F. C. M. Fosse cérébrale moyenne.
S. V. Sinus veineux dure-mériens.
E. T. Ecaille temporale.
T. C. F. Z. Tissu cellulaire de la fosse zygomatique.
C. d. T. Corde du tympan.
C. O. T. c' o' t' Cadre osseux tympanique.
M. T. Membrane tympanique.
C. A. E. Conduit auditif externe.
C. st. Canal du Sténon.
M. M. Extrémité inférieure du manche du marteau.
O. M. Ombilic de la membrane tympanique.

Des canaux semi-circulaires, nous ne retrouvons plus qu'une petite portion du *canal semi-circulaire supérieur* (c. s. c. s.) sectionnée au niveau de la face postérieure du rocher.

Par contre, les deux autres parties du labyrinthe : vestibule et limaçon sont largement intéressées sur cette coupe.

La cavité du vestibule est divisée par une crête médiane : crête du *vestibule* (c. v.) en deux cavités secondaires. La cavité supérieure est l'*utricule* (v.). La cavité inférieure ou *saccule* (s.) est intéressée au niveau de ses connexions avec l'origine de la *rampe vestibulaire* du limaçon (r. v.).

Le tour de spire en question nous présente tous les éléments constitutifs de la cochlée : *canal cochléaire* (c. c.) limité par la *membrane de Reissner* (m. r.). La *rampe tympanique* (r. t.) se trouve de l'autre côté de la lame spirale, par rapport à la rampe vestibulaire.

Ce tour de spire détermine du côté de la paroi profonde de la caisse, la saillie du promontoire.

Directement au-dessous de ce tour de spire qui nous montre l'abouchement vestibulaire du limaçon, nous en trouvons un second intéressé partiellement, qui nous montre son abouchement tympanique.

Ce dernier est, en effet, sectionné suivant sa *rampe tympanique* (r. t.) dont l'extrémité se trouve en rapport direct avec la membrane de la *fenêtre ronde* (f. r.).

Le *facial* (n. g.) est intéressé au niveau de son genou : on remarquera qu'il est directement en contact avec le tissu fibreux dure-mérien de la fosse temporale sans aucune interposition du tissu osseux.

Dans l'épaisseur de la voûte de la caisse apparait la section transversale du *muscle du marteau* (m. m.) dont les fibres se sont réfléchies sur le bec de cuiller pour se diriger horizontalement vers leur tendon terminal.

A la limite inférieure de l'*écaille temporale* (e. t.) la coupe a intéressé la *racine transverse de l'arcade zygomatique* (r. t. a. z.).

La *membrane tympanique* (m. t.) est intéressée au ras de son insertion au pourtour de son cadre osseux.

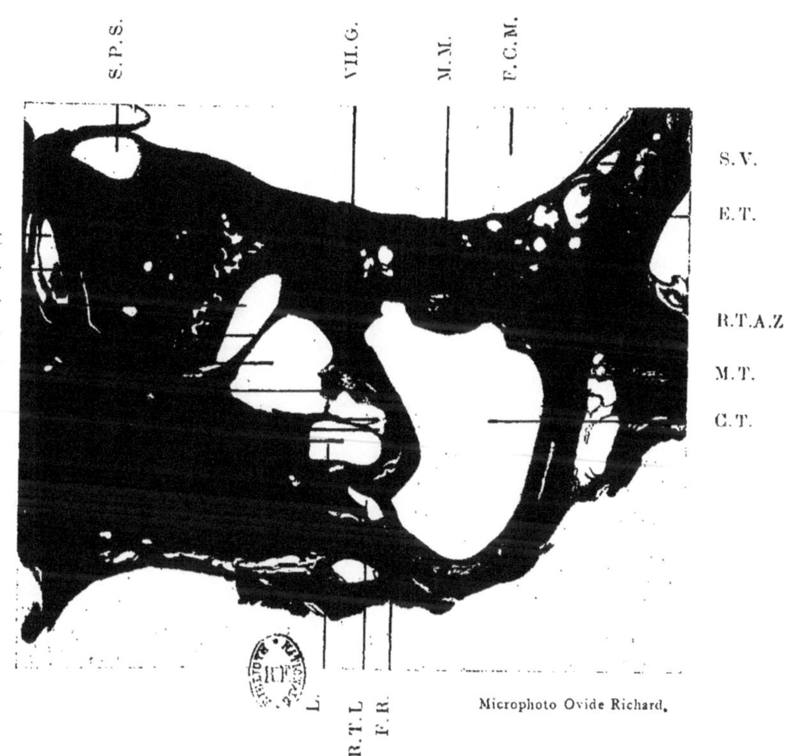

Microphoto Ovide Richard.

F. R. Fenêtre ronde.
R. T. L. Rampe tympanique d'un tour de spire intéressé tangentiellement.
L. Tour de spire du limaçon avec :
R. T. Rampe tympanique.
C. C. Canal cochléaire.
M. R. Membrane de Reissner.
R. V. Rampe vestibulaire.
S. Saccule.
C. V. Crête vestibulaire.
U. Utricule.
N. C. Noyau cartilagineux du rocher.
C. S. C. S. Canal semi-circulaire supérieur.
S. P. S. Sinus pétreux supérieur.
VII. G. Genou du facial.
M. M. Muscle du marteau.
F. C. M. Fosse cérébrale moyenne.
S. V. Sinus veineux de la dure-mère.
E. T. Ecaille du temporal.
R. T. A. Z. Racine transverse de l'arcade zygomatique.
M. T. Membrane tympanique à son insertion à son cadre osseux.
C. T. Caisse du tympan.

Cette coupe nous montre en F. P. O. *la fente pétro-occipitale* que nous pouvons suivre jusqu'au niveau du *trou déchiré postérieur* (T. D. P.) ; au-dessous de celui-ci nous retrouvons en IX, X, XI, les *trois paires crâniennes* qui s'y engagent.

Le *canal semi-circulaire supérieur* (C. S. C. S.) et le *canal semi-circulaire externe* (C. S. C. E.) sont intéressés au voisinage de leur abouchement dans la cavité osseuse du vestibule (V. O.).

A la partie toute inférieure de celui-ci se trouve sectionné un tour de spire dont il est facile de distinguer les divers éléments : la *rampe vestibulaire* (R. V.) en rapport direct avec la *fenêtre ovale* (F. O.), le *canal cochléaire* (C. C.), la *rampe tympanique* (R. T.). Cette dernière se trouve en connexion directe avec la membrane de la *fenêtre ronde* (F. R.).

Les parties molles du vestibule ayant été détruites, la rampe vestibulaire du limaçon paraît se continuer directement avec lui.

Du côté de la face superficielle du vestibule, le *nerf facial* (VII) n'est séparé de la cavité tympanique que par une coque osseuse excessivement mince.

La face postérieure du rocher présente une large dépression qui n'est autre que le conduit auditif interne. Elle renferme le tronc du *nerf auditif* (VIII.) dont la bifurcation commence à s'ébaucher.

Nous retrouvons appliqué contre la face interne du *rebord osseux de l'attique* (R. A.) le *corps de l'enclume* (C. E.). Dans l'intérieur de la caisse apparaît la *corde du tympan* (C. d. T.) entourée comme d'un meso par la plicature postérieure de van Tröltsch.

A la face profonde du *muscle sterno-mastoïdien* (S. C. M.) se voit la section du *cartilage de Meckel* (C. M.).

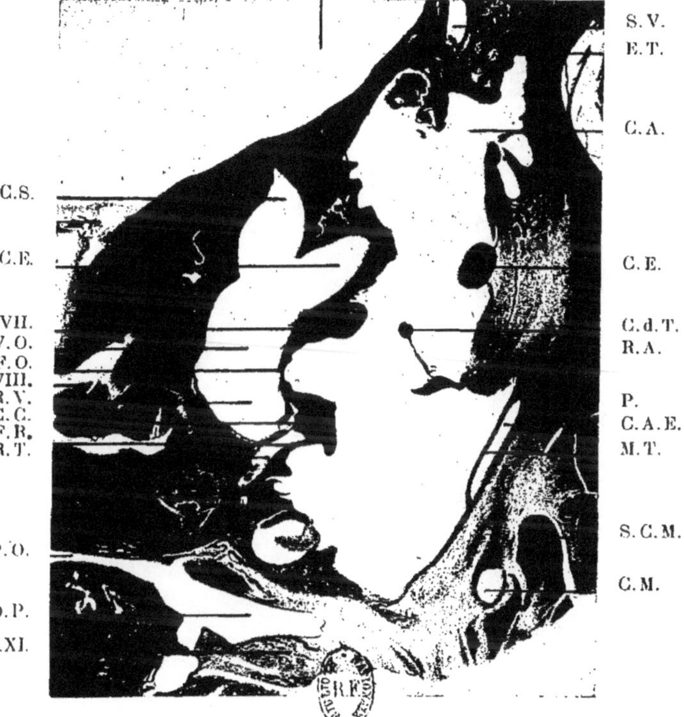

Microphoto ovide Richard.

T. D. P. Trou déchiré postérieur.
IX. X. XI. Les trois paires crâniennes qui s'y engagent.
F. P. O. Fente pétro-occipitale.
R. T. Rampe tympanique d'un tour de spire.
F. R. Fenêtre ronde.
C. C. Canal cochléaire.
R. V. Rampe vestibulaire.
VIII. Tronc de l'auditif.
F. O. Fenêtre ovale.
V. O. Vestibule osseux.
VII. Facial au voisinage de son genou.
C. S. C. E. Canal semi-circulaire externe.
C. S. C. S. Canal semi-circulaire supérieur.
F. C. M. Fosse cérébrale moyenne.
S. V. Sinus veineux.
E. T. Ecaille du temporal.
C. A. Cavité de l'attique.
C. E. Corps de l'enclume.
C. d. T. Corde du tympan.
R. A. Rebord osseux de l'attique.
P. Parotide.
C. A. E. Conduit auditif externe.
M. T. Membrane tympanique.
S. C. M. Sterno cleido-mastoïdien.

BIBLIOGRAPHIE

ADERMANN. — *Zeitschr. f. Ohrenheilkunde.* XXXVII 4, p. 358, 1900.

ALEXANDER. — *Arch. f. Anat. u. Physiol., (anat. abth.)* 2, u, 3, 1893.

ALEXANDER. — *Monatschr. f. Ohrenheilk.* XXXIII. 7, 1899.

AYERS. — *Anat. Anzeiger.* VI 8, p. 219, 1891.

BALL et MIOT. — *Perforation du plancher de la caisse.* Gaz. des hôp. 1880.

BARTH. — *Verhandl. d. physiol. ges.* Zu Berlin Sitzung vom. 21 déc, 1888.

BARTH. — *Uber den gegenwartigen Stand der Hals, Nasen u. Ohrenheilkunde. Antritts, vorlesung.* Leipzig, 1899.

BELLIN. — *Les cellules de la région mastoïdienne et leurs suppurations*, Th. de Paris, 1903.

BEAUREGARD. — *Recherches sur l'appareil auditif chez les mammifères. — Oreille moyenne.* Journ. de l'anat. et de la phys. 1894.

BERGMANN. — *Arch. f. Ohrenheilkde.* XXII. 4, p. 287, 1891.

BING. — *Vorlesungen über Ohrenheilkunde.* Liepzig. 1900.

BLAKE. — *Ztschr. f. Ohrenhkdo.* XXII. 1, u. 2, p. 104, 1891.

L. BLAU. — *Encyclopädie der Ohrenheilkunde.* Liepzig, 1900.

BLOCK. — *Die. Ohrenheilkunde im Kreise der Medicin Wissenschaften.* Akad. antrittrede. Iena 1900.

BONNIER. — *L'oreille.* Tome 1 Anatomie.

BROCA. — *Chirurgie cérébrale, médecine opératoire de l'oreille moyenne.*

BROMANN. — *Die Entwicklungsgeschichte der gehorknochelchen beim Menschen.* Wiesbaden, 1899.

BRUHL. — *Das menschliche gehororgan.* München, 1897.

BRYONT. — *Ztschr. f. Ohrenhkde.* XXII. t, u. 2, p. 91, 1891.

BULLE. — *Arch. f. microscop. anat.* XXIX 2, p. 260, 1887.

BURKNER. — *Atlas von Beleuchtungsbildern des Trommelfels.* Iena, 1890.

CHATELLIER. — *Anatomie de l'oreille moyenne.* Soc. de laryngol. 1892, Paris.

COURTADE. — Annales des maladies de l'oreille. XXIX 8, p. 682, 1893.

COYNE et CANNIEU. — Journal de l'anatomie et de la physiol. normale et pathol. XXXI 3, p. 261, 1895, et annales des maladies de l'oreille. XXI 1895.

CZINNER U. HAMMERSCHLAG. — Arch. f. Ohrenheilkunde XLIV 1, p. 50, 1897.

DEPOUTRE. — *L'oreille sénile.* Th. de Paris, 1898.

DREYFUSS. — *Beitrage zur Entwicklungsgeschichte des Mittelohres und Trommelfelles des Menschen und der Saügethiere.* Morph. arb. herausgegeben von Schwalbe, 1893.

DREYFUSS. — *Anatomie et embryologie de l'oreille moyenne* (arch. de laryngol. 1892).

DUNN. — Ztschr. f. Ohrenheilk. XXVIII 2, p. 139, 1896.

EICHLER. — Arch f. Ohrenheilk. XXX 3, p. 198, 1890.

EICHLER. — *Anatomische Untersuchungen über die Wege des Blutstromes im menschlikhen ohrlabyrinth.* Konigl. Saechs. gesellschaft der Wissenschaften XVIII 5, Leipzig, 1892.

FRIEDRICH. — *Rhinologie, laryngologie, u. otologie in ihrer Bedeutung d. allgem. Médecin.* Leipzig, 1899.

GARNAULT. — *Peut-on tirer de la forme du crâne des conclusions sur les dispositions anatomiques rendant plus ou moins dangereuses les opérations sur le rocher ?* Paris, 1896.

Gellé. — *Etudes d'otologie*. De l'oreille. Paris, 1880–1888.

Gellé. — *Etat de l'or. du nouveau-né qui n'a pas respiré.* Ann. de Gynéc, 1876.

Gradenigo. — *Die embryonaler anlage des Mittelohres.* Wien. med. Centralblatt, 1886-1887.

Gruber. — *Lehrbuch der ohrenheilkunde mit Rucksicht auf anatomie u. physiologie.* Wien, 1888.

Gruber. — Oesterr. atal. ges. Monatsschr. f. ohrenheilk. xxxiii 6, p. 251, 1899.

Hartmann. — *Die krankheiten des ohres u. ihre Behandlung*, Berlin, 1889-1892-1897.

Hertwig. — *Traité d'embryologie.* Trad. Julin.

Heildelberg. — Arch. f. ohrenheilkunde xxix 1, u. 2, p. 93, 1889.

Hildebrandt. — Arch. f. ohrenheilkunde xxix 3, p. 183, 1890.

Horres. — *On the developpement of the oxtomal ear passage.* Amer. J. of méd. soc. 1877.

Holmes. — Zeilschrift. f. ohrenhkde xxv 3, u. 4, p. 283, 1894.

Jacobson. — *Lehrbuch der ohrenheilkunde.* Leipzig, 1893-1898.

Jankau. — *Vademecum u. Taschenkalender f. ohren. Nasen Rachen u. Halsartze auf die zeit* April. 1896 bis Marz. 1897. u. 1900. Leipzig.

Kaiser. — Arch. f. ohrenheilkde xxxii 3, u. 4, p. 181, 1891.

Karutz. — *Ueber den gegenwartigen Stand der ohrenheilkunde.* Iena, 1900

Kaysér. — *Anleitung zu diagnose u. Therapie der Kehlkopf. Nasen u, Ohrenkrankheiten.* Berlin, 1901.

Katz. — *Atlas der normalen u. pathologischen Anatomie des ohres.* Berlin, 1891.

Katz. — *Microphotographischer Atlas des normalen u.*

pathologischen Anatomie des Ohres. Berlin, 1892.

KILLIAN. — Anat. anzeiger. 1897.

KIRCHNER. — *Handbuch der Ohrenheilkde*. Berlin, 1888, 1890, 1896. Leipzig. 1899.

KORNER. — Arch. f. Ohrenheilkunde XXXVIII 3, p. 169, 1889. u. XXX 3, p. 236, 1890.

KOSTANAKI. — Monatsschr. f. Ohrenheilkunde u. 3, w. XXV 3, 1891.

KRETSCHMANN. — *Ueber eine Form von Paukenhohlen-eiterung*. 1895.

LENHARD. — *Oreille moyenne du nouveau-né*. Th. de Paris, 1887.

LOWE. — *Ueber die anfange des Ohrmuschelbildung bei einem menschliohen Embryo*.

MATHIAS DUVAL. — *Traité d'embryologie*.

MILNE EDWARDS. — *Anatomie comparée*. T XII,

MIGNON. — *Complications des otites moyennes suppurées*.

MOLDENHAUER. — *Die entwicklung des ausseren u. mittleren ohres*. (Morph. Jahresb. III p. 106).

MULLER. — *Ueber einen Fall von Blutung aus der Vena jugularis interna bei Paracentese des Trommelfelles*. (Inaug. diss. Halle 1890).

OSTMANN. — Arch. f. Ohrenhkde XXXIV 3, p. 170, 1892. XXXIII 3, u. 4, p. 461, 1892.

PIET. — *Canaux du temporal*. Journ. des sc. médic. de Lille 1900.

POLITZER. — *Die Anatomie u. Histologie zergliederung d. menschl. gehororganes im normalen u. kranken*. Stuttgart. 1889.

POLITZER. — *Atlas der Beleuchtungs bilde des Trommelfels im gesundes u. kranken Zustande*. Leipzig. u. Wien 1896.

POIRIER. — *Traité d'anatomie descriptive*.

POIRIER. — *Traité d'anatomie médico-chirurgicale*.

PRENANT. — *Eléments d'embryologie*.

Rambaud et Renault. — *Traité d'embryologie.*

Rondall. — Transact. of the amer. otol. soc. xxvii p. 89, 1894.

Raoult. — *Les perforations de la membrane de Schrapnell.* Th. de Paris, 1895.

Richet. — *Traité d'anatomie topographique.*

Rohrer. — *Lehrbuch der ohrenheilkunde.* Leipzig u. Wien 1891.

Rozier. — *Etude anatomo. pathologique du plancher de la caisse.* Th. de Paris, 1902.

Schwalbe. — *Handbuch d. anat. d. Menschen.* V. 2, p. 113. Iena 1897.

Schwarze. — Arch. f. Ohrenlhkde. xxix 3. 1890.

Siebenmann. — *Die Corrosionen anat. knocherchnen Labyrinthes des menschl. ohres.* Wiesbaden, 1890.

Steinbrugge. — *Die pathologische anatomie des gehororgans.* Berlin, 1891.

Stout. — *De quelques anomalies de l'oreille dues à des erreurs de développement.* (The journ. of the amer. méd. associat. Chicago. 1901).

Testut. — *Traité d'anatomie humaine.* T III.

Tillaux. — *Traité d'anatomie topographique.*

Tourneux. — *Précis d'embryologie.*

Trautmann. — *Chirurg. anat. d. Schlaefenbeins, insbesondere für Radikalaperation.* Berlin, 1898.

Urbantschich. — *Lehrbuch der Ohrenheikunde.* Wien u. Leipzig, 1890.

Von Troltsch. — *Anatomie de l'oreille.* Trad. Berliett. Bruxelles 1863.

Zuckerkandl. — Monatsschr. f. Ohrenhkde xxx 2, 3, 1896. u. xxxix 9, p. 309, 1895.

Imp. Ch. Bodin et Cie, 25-27, Bd Pasteur, Paris xv^e

www.ingramcontent.com/pod-product-compliance
Lightning Source LLC
Chambersburg PA
CBHW071853200326
41519CB00016B/4364

* 9 7 8 2 0 1 9 6 0 3 6 7 0 *